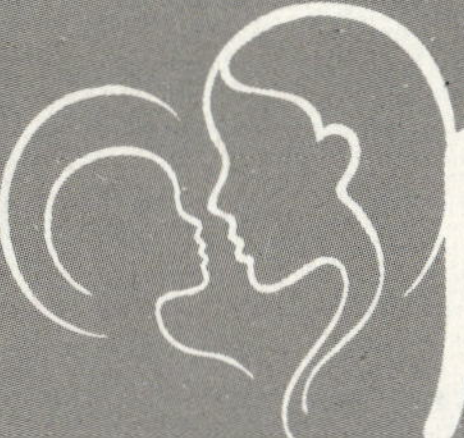

月子餐与婴幼儿辅食

月子餐这样吃，幸福一辈子；婴幼儿这样喂，营养才全面

陈辰◎主编

新妈妈：身体调适 、调养方案、月子餐推荐

小宝宝：营养需求、喂养常识、爱吃的辅食

全国现代家政岗位培训指定读物

中国工人出版社

图书在版编目（CIP）数据

月子餐与婴幼儿辅食 / 陈辰主编.—北京：中国工人出版社，2014.12
ISBN 978-7-5008-6053-2

Ⅰ.①月… Ⅱ.①陈… Ⅲ.①产妇－妇幼保健－食谱 Ⅳ.①TS972.164

中国版本图书馆CIP数据核字（2014）第306253号

月子餐与婴幼儿辅食

出 版 人　李庆堂
责任编辑　张海元
责任校对　赵贵芬
责任印制　栾征宇
出版发行　中国工人出版社
地　　址　北京市东城区鼓楼外大街45号 邮编：100120
网　　址　http://www.wp-china.com
电　　话　（010）62350006（总编室）　（010）62005039（营销出版部）
　　　　　（010）62382916（职工教育分社）
发行热线　（010）62005996　（010）82075964（传真）
经　　销　各地书店
印　　刷　北京睿特印刷厂
开　　本　710毫米×1000毫米　1/16
印　　张　12
字　　数　203千字
版　　次　2015年1月第1版　2017年12月第5次印刷
定　　价　25.00元

前言

当妈妈是女人这辈子最幸福的事了。然而伴随着宝宝的诞生，妈妈在享受幸福的同时，各种“焦虑”也接踵而至。

这些焦虑，主要是来自两个方面。

一是对青春的怀恋。产后频频出现的坏胃口和各种身体不适状况，让产妇们焦虑不安——难道往日那个青春飞扬、活力十足的自己真的一去不复返了吗?

二是面对小宝宝，很多菜鸟妈妈都不知道该如何科学喂养，以至于手忙脚乱，手足无措。

这两个问题着实困扰了不少新妈妈。

对于女性来说，产后康复是非常重要的阶段，犹如站在分岔路口上，成为臃肿的主妇还是时尚辣妈，就看你怎么恢复自己的身体，尤其是坐月子期间，饮食起着不可忽视的作用。怎么吃，吃什么，大有讲究。

而0~3岁之间的宝宝，别看他是个小不点，却是他一生中最关键的时期。科学喂养，才能给宝宝一个健康的体魄。在不同的阶段，给宝宝吃什么，也大有学问。

本书分上、下两部分。上篇理论联系实际，传统结合现代，系统介绍产后新妈妈月子餐的方方面面；下篇贴近生活，生动阐述了0~3岁之间宝宝的饮食和喂养，是新妈妈或准妈妈们不可或缺的一本实用书。

编者

2014年12月

目 录

上篇 月子餐这样吃，幸福一辈子

上 篇

月子餐这样吃，幸福一辈子

· 月子里一定要注意的饮食准则
· 产后第 1 周怎么吃
· 产后第 2 周怎么吃
· 产后第 3 周怎么吃
· 产后第 4 周怎么吃
· 6 大常见月子问题的食疗法

第一章

月子里一定要注意的饮食准则

要点提示

※刚生完宝宝，坐月子是妈妈补身的好机会。

※只有按照正确的饮食方法调理和进补，才能吃得既营养又健康，才能为自己和宝宝的健康奠定良好的基础。

※产后饮食有禁忌，不可随意进食。

一、正确的进食准则

由于月子里产妇需要大量营养，以补充在孕期和分娩时消耗的能量，所以月子里的食谱要注意营养的均衡，进行科学的食补。

1. 清淡少油，便于消化

一般来说，月子餐的口味应以清淡为宜，即在调味料上少于一般人的量，而食盐的用量要看具体情况来放。如果产妇在孕晚期水肿明显，产后最初几天以少放盐为宜；如果孕晚期没有明显的水肿，则无须过分要求淡食。

清淡并不意味着尽量不放调味料，食物中放调料除了能增进食欲，对产妇恢复身体也有帮助。例如产后在食物里放少量姜，可以消除分娩后的寒症。

为了食物容易消化，在烹调方法上多采用蒸、炖、焖、煮，不采用煎、炸的方法。有的产妇为了产后迅速恢复身材，在月子里就开始节食，这种做法是不科学的，因为如果摄入的热量不足，就会影响妈妈的泌乳量，宝宝的“口粮”就得不到保证，会影响宝宝的生长发育。

2. 少食多餐

新妈妈产后胃肠功能减弱，蠕动减慢，如果一次进食过饱，会增加肠胃的负担，从而减弱肠胃功能。特别是产后 2 周内，吃完东西就要马上躺上床，少食多餐可以避免消化不良和胀气。建议新妈妈月子里每天餐次在 5 ~ 6 次为宜。

3. 干稀搭配

新妈妈产后需要补充大量水分，不仅是母乳喂养的需要，而且是母体恢复的需要，但如何补水大有讲究。实践证明，采用干稀搭配的原则，补水效果最好。

一方面，干的食物能保证必要的营养供给，稀的食物则可提供足够水分，相得益彰；另一方面，食物中的汤汁既有营养，又可以增进食欲，而单纯喝水会冲淡胃液，降低食欲。所以每顿月子餐做到干稀搭配对于产妇来说，效果非常好。

4. 荤素搭配，营养均衡

产后身体恢复得如何，关键看产后的饮食是否均衡。从营养的角度来看，不同的食物所含营养成分的种类和数量都是不同的，人体需要的营养又是多方面的，为了避免偏食，要注意荤素搭配。

月子餐一般会以鸡、鱼、蛋、肉为主，但是如果荤食过量，则不利于肠胃蠕动，会影响消化，降低食欲，所以月子餐里还应有素食。素食中含有大量纤维素，能够促进肠胃蠕动，促进消化，防止便秘。荤素组合既能保证营养的均衡摄取，又可以预防疾病。

5. 多喝汤

汤类味道鲜美，易消化吸收，还可促进乳汁分泌，如红糖水、鲫鱼汤、猪蹄汤、排骨汤等，新妈妈一定要注意多喝汤。但在新妈妈的乳腺管还未完全通畅时，不要太急着喝催奶的汤，不然在产后前两三天的涨奶期会很痛。

6. 分三个阶段食补

新妈妈生产后，身体非常虚弱，科学进补才能使妈妈尽快恢复。根据产妇的身体状况，大概分三个阶段进补最科学，不同的阶段，吃不同的食品。

第一阶段（产后一周）：本阶段是新妈妈排恶露的黄金时间，把身体多余的水分和毒素排出体外。因此，本阶段暂时不要吃得太补，以免恶露排不干净。所以，本阶段的重点是开胃而不是滋补，胃口好，才会食之有味，吸收也好，可以每天喝生化汤，吃麻油炒猪肝。

第二阶段（产后第二周）：本阶段恶露逐渐减少，产妇的伤口也基本愈合，胃口也明显好转。这个阶段食补主要以增强骨质和腰肾的功能，恢复骨盆为主，可以多吃些补血食物，调理气血。

第三个阶段（产后第三周到42天）：这时候，该排的已经排完，主要开始进补身体，同时兼顾瘦身养颜。

总之，月子食补，要根据产妇的身体状况分阶段进行，若进补时间错了，内脏尚未收缩复位完成，就吃下许多太难消化的食物，身体无法吸收反而造成负担、代谢失调，有的人会造成产后肥胖症，有的人却会瘦弱无元气。

7. 多吃富含蛋白质的食物

月子里要比平时多吃一些蛋白质，尤其是优质动物蛋白质，如鸡、鱼、瘦肉、动物肝等。牛奶、豆类也是新妈妈必不可少的补养佳品，但不可过量摄取，不然会加重肝肾负担，还易造成肥胖，反而对身体不利。一般每天摄入90～95克蛋白质为宜。

8. 粗粮、细粮都要吃

不要偏食，粗粮和细粮都要吃。不能只吃精米精面，还要搭配粗粮，如小米、燕麦、玉米粉、糙米等。这样既可保证各种营养的摄取，还可使蛋白质起到互补的作用，提高食物的营养价值，对新妈妈恢复身体很有益处。

9. 多吃含钙丰富的食物

产妇坐月子期间要保证钙的摄取量至少达到800毫克/天。根据我国饮食的习惯，产后的妈妈每天喝奶至少250毫升，以补充乳汁中所需的300毫克的优质钙，妈妈们还可以适量饮用酸奶，提高妈妈的食欲。

另外，月子里的妈妈每天还要多吃些豆类或豆制品，一般来讲吃100克左右豆制品，就可摄取到100毫克的钙。同时，妈妈也可以根据自己的口味吃些乳酪、海米、芝麻或芝麻酱、西蓝花及羽衣甘蓝等，保证钙的摄取量至少达到800毫克/天。

10. 多吃含铁丰富的食物

妊娠由于扩充血容量及胎儿需要，约半数孕妇患缺铁性贫血，分娩时又因失血丢失约200毫克的铁，哺乳时从乳汁中又要失去一些，因此，产后充分补铁是很重要的。在饮食中多注意吃一些含血红素铁的食物，如动物血或肝、瘦肉、鱼类、油菜及豆类等，就可防止产后贫血。食用含铁多的食物时最好不要同时服用含草酸或鞣酸高的苋菜、鲜笋或浓茶，以免结合成不溶解的盐类，妨碍吸收。

11. 合理摄取必需的脂肪

要注意摄取必需的脂肪，其中的脂肪酸对宝宝的大脑发育很有益，特别是不饱和脂肪酸，对中枢神经的发育特别重要。哺乳妈妈饮食中的脂肪含量及脂肪酸的组成，会影响乳汁中的这些营养的含量。但也不能摄取过度，脂肪所提供的热能应该低于总热能的1/3。

12. 蔬菜、水果不可少

对于蔬菜和水果，传统的观念认为，二者“水气大”，吃了会伤身体。其实新鲜的蔬菜和水果，不仅可以补充肉、蛋类所缺乏的维生素C，还可以促进食欲，帮助消化及排便，防止产后便秘。

13. 正确进食水果

由于受传统观念的影响，有些人认为，水果是凉性食物，吃后会着凉落下月子病。但是有选择地食用水果，不仅不会使产妇着凉，反而有益于产后身体恢复。

那么，产妇应吃哪些水果呢？

◎ 宜吃的水果

（1）香蕉。

味甘、性寒。富含大量的纤维素和铁质，有通便补血的作用，可有效防止产妇因卧床休息时间过长，胃肠蠕动较差而造成的便秘。因其性寒，每日不可多食，一天一根即可，如是脾胃虚寒、有肾脏疾病的产妇则不宜吃。食用前先用热水浸烫。

香蕉营养高、热量低，是产后补充营养素的好水果之一，而且香蕉中淀粉含量高，容易饱腹，不会堆积脂肪，也是产后减肥首选的优良食品。

（2）苹果。

味甘凉，性温，主要为碳水化合物。含有丰富的苹果酸、鞣酸、维生素、果胶及矿物质，可预防和治疗坏血病、癞皮病，使皮肤润滑、光泽。其黏胶和细纤维能吸附并消除细菌和毒素，能涩肠、健胃、生津、开胃和解暑，尤其对治疗产妇腹泻效果更佳。

此外，苹果中含有磷和铁等元素，容易被肠壁吸收，有补脑养血、宁神安眠的作用。这对产后休息不好、精神紧张的妈妈很有帮助。

（3）葡萄。

味甘，性平。有补气血、强筋骨、利小便的功效。因其含铁量较高，所以可补血。产妇在生产完后，消耗了大量的体力、流失了大量的营养。葡萄的营养丰富，功效多，能帮助产妇尽快恢复体力，并且能补充产妇流失的营养。

（4）猕猴桃。

味甘，性冷，维生素C含量极高，被誉为营养价值最高的水果。它含有丰富的纤维素、多种维生素和钾离子，能够防止便秘、帮助消化、美白肌肤，还含有营养头发的多种氨基酸、泛酸、叶酸及有乌发作用的酪氨酸等物质，有乌发、美发、长发之功效。因其性冷，食用前用热水烫温。每日一个为宜。

要提醒产妇的是，如果猕猴桃没有熟，先不要吃，可以和苹果装在一个塑料袋里边，这样就可以催熟猕猴桃了。

（5）榴莲。

味甘，性热，盛产于东南亚，有“水果之王”的美誉。因其性热，能壮阳助火，对促进体温、加强血液循环有良好的作用。产后虚寒，不妨以此为补品。

榴莲性热，不易消化，多吃易上火，与山竹伴食，即可平定其热性。同时，剖宫产后易有小肠粘连的产妇慎食。

（6）橘子。

味甘酸、性温，入肺。具有开胃、止渴、润肺的功效。橘子的营养非常丰富，1个橘子几乎可以满足人体1天所需的维生素C，并且橘子中含有170余种植物化合物和60余种黄酮类化合物，均是天然抗氧化剂。

产妇适当吃些橘子，能够通过乳汁促进婴儿对钙的吸收，这样不仅能促进婴儿牙齿、骨骼的生长，而且能防止婴儿发生佝偻病。

小帖士

橘子是不能和牛奶一起食用的。因为柑橘类水果或果汁里含有丰富的有机酸，而酸可以使牛奶中的蛋白质变性凝固，蛋白质变性之后很难被身体吸收。

(7) 山楂。

山楂中含有丰富的维生素和矿物质，还含有大量的山楂酸、柠檬酸，能够生津止渴、散瘀活血。产妇生孩子后过度劳累，往往食欲不振、口干舌燥、饭量减少，如果适当吃些山楂，能够增进食欲、帮助消化、加大饭量，有利于身体康复和哺喂婴儿。另外，山楂有散瘀活血作用，能排出子宫内的瘀血，减轻腹痛。

◎ 不适宜多吃的水果

(1) 橙子。

味酸、性凉。脾胃虚寒、风寒感冒，在生理期和坐月子时均不宜食用。但是，橙核、橙络（橙子瓣上的白丝）有通乳作用。产妇乳腺不通，可食用。

(2) 西瓜。

味甘、性凉。虽然味道甘甜，是消暑降温的佳品，但因其性凉，故不宜于产妇食用。

(3) 柿子。

味甘，性寒。气虚、体弱、产后、外感风寒者均应少食或不食。

◎ 坐月子吃水果的注意事项

(1) 不要吃太多偏寒凉性的水果，特别是产后的最初几天。

(2) 可以在饭后或两餐间吃些水果，这样不会增加消化道的负担。

(3) 刚从冰箱拿出来的水果，要放在室温里过一会儿再吃。

(4) 为了避免水果偏凉，也可切成块，用开水烫一下再吃，但是不要煮沸，以免破坏水果中的维生素。

14. 坐月子吃蔬菜有讲究

根据营养均衡的原则，产妇在坐月子期间，不仅需要从鱼、肉、蛋等汲取营养，还需要从大量的蔬菜中吸取一些必需的营养。

产褥期的营养好坏与产妇的身体健康及哺养新生儿的关系极为密切。因此，月子期间，产妇吃什么样的蔬菜最为合适，主要取决于以下三个标准：

★补充血液。不论是剖宫产还是顺产，产妇都会大量失血，需要及时补充。

★修复器官。产妇在生产过程中，生殖器官不可避免地会造成损伤，需要修复。

★分泌乳汁。新生儿吃奶，需要大量分泌乳汁。

根据这三个标准，产妇在产褥期除多吃些肉、蛋、鱼等食品外，还要多吃一些有针对性的蔬菜，帮助身体尽早恢复。

（1）莲藕。

莲藕中含有大量的淀粉、维生素和矿物质，营养丰富，清淡爽口，是祛瘀生新的佳蔬良药，能够健脾益胃，润燥养阴，行血化瘀，清热生乳。产妇多吃莲藕，能及早清除腹内积存的瘀血，增进食欲，帮助消化，促进乳汁分泌，有助于对新生儿的喂养。

（2）黄花菜。

黄花菜中含有蛋白质及矿物质磷、铁，维生素 A、维生素 C 及甾体化合物，营养丰富，味道鲜美，尤其适合做汤用。中医书籍记载，它有消肿、利尿、解热、止痛、补血、健脑的作用。产褥期容易发生腹部疼痛、小便不利、面色苍白、睡眠不安，多吃黄花菜可消除以上症状。

（3）黄豆芽。

黄豆芽中含有大量蛋白质、维生素 C、纤维素等。蛋白质是生长组织细胞的主要原料，能修复生孩子时损伤的组织，维生素 C 能增加血管壁的弹性和韧性，防止出血，纤维素能通肠润便，防止产妇发生便秘。

（4）海带。

海带中含碘和铁较多。碘是制造甲状腺素的主要原料，铁是制造血细胞的主要原料。产妇多吃海带，能增加乳汁中钙的含量。新生儿吃了这种乳汁，有利于身体的生长发育，防止因缺碘引起的呆小症。

（5）莴笋。

莴笋是春季主要蔬菜之一，其中含有多种营养成分，尤其含矿物质钙、磷、铁较多，能助长骨骼、坚固牙齿。中医认为，莴笋有清热、利尿、活血、通乳的作用，尤其适合产后少尿及无乳的产妇食用。

15. 产后第一餐很关键

新妈妈分娩后体内激素水平大大下降，身体过度耗气失血，阴血骤虚，在这种情形下，很容易受到疾病侵袭。因此“产后第一餐”的饮食调养非常重要。产后第一餐的饮食不恰当，也可能成为月子病的根源。吃对了“产后第一餐”，才能避开月子病。

那么，产后第一餐该怎么吃呢？

（1）产后第一餐的误区。

很多人都认为分娩时出血多，应当多吃一些鸡汤、猪蹄汤等滋补汤才能尽快恢复体力。殊不知，产后妈妈的胃肠功能还未恢复，不能吃太过油腻的食物。老母鸡、猪蹄等食物脂肪含量都比较高，不适合产后马上吃。

此外，产妇从分娩到泌乳，中间有一个环节，就是要让乳腺管全部畅通。如果乳腺管没有全部畅通，而产妇又喝了许多汤，那么分泌出的乳汁就会堵在乳腺管内，严重的还会引起产妇发烧。

（2）首选易消化、营养丰富的流质食物。

新妈妈第一餐，可进食适量、比较热、易消化的半流质食物，比如糖水煮荷包蛋、蒸蛋羹、冲蛋花汤、藕粉等都是很好的选择。等到第二天再开始进食一些软食或普通饭菜。

有些新妈妈在分娩的一天内感到疲劳无力或肠胃功能较差，可用比较清淡、稀软、易消化的食物，如糕点、面片、挂面、馄饨、粥、蒸、煮或卧鸡蛋及煮烂的肉菜，然后再用正常膳食。

做剖宫手术的新妈妈，手术后约24小时胃肠功能恢复，应再用术后流食1天，忌用牛奶、豆浆、大量蔗糖等胀气食品，情况好转后改用半流食1～2天，再转为普通膳食。个别新妈妈术后排气较慢或身体不适，又无食欲，可多吃1或2天半流食，再给普通食物。

（3）注重补充蛋白质和铁。

新妈妈在分娩过程中失血很多，需要补充造血的重要物质——蛋白质与铁。我国北方有产后喝红糖水、喝小米粥、吃芝麻盐煮鸡蛋的习俗，这是很合理的。因为鸡蛋含有很高的蛋白质，而红糖则含铁量很高。小米中胡萝卜素、铁、锌、核黄素含量比一般的米、面要高，是产褥期的好食物。但小米粥不可太稀。

（4）产后首餐美食推荐：藕粉粳米粥。

原料：藕粉25克，粳米25克，蜂蜜10克。

做法：把粳米放入锅中煮成粥（最好是米汤多，饭粒少）。粳米熟时放入藕粉调匀，加蜂蜜调味即可。

功效：粳米营养价值高，富含蛋白质、脂肪和维生素，有帮助胃肠蠕动、防治腹胀便秘的功效。

二、月子里必备的滋补食材

毫无疑问，宝宝的诞生需要妈妈付出巨大的能量和体力，甚至以痛苦为代价，所以产后急需补充各种营养才能恢复身体。那么产妇在月子里都需要哪些食物呢?

1. 小米

我国民间坐月子，小米是必备的传统食物。小米里面含有丰富的维生素B、膳食纤维和铁，是产妇月子里的第一选择。多吃小米，对于产妇的体能恢复以及消化能力和食欲的提高都有很大的帮助。吃小米的最好做法就是将小米做成粥，口味清淡的小米粥适于产妇食用和消化，可以增进产妇的食欲。小米可单煮或与大米合煮，有很好的补养效果。

2. 鸡蛋

鸡蛋中含有丰富的蛋白质、脂肪、维生素、钙、锌、铁、核黄素、DHA和卵磷脂等人体所需的营养物质，是产妇必备的营养食品。月子饮食多吃鸡蛋，对于产妇身体的恢复和能量的补充，具有重要的帮助作用。传统上产妇坐月子时，每天至少要吃8～10个鸡蛋，其实两三个鸡蛋已完全可以满足营养需求，吃多了反而没什么好处，只会增加肠胃负担，甚至引发胃病。

3. 黑芝麻

黑芝麻为胡麻科脂麻的黑色种子，含有大量的脂肪和蛋白质，还有糖类、维生素A、维生素E、卵磷脂、钙、铁、铬等营养成分，是新妈妈不可或缺的滋补佳品。在准备月子饮食的时候，千万不要少了黑芝麻。

4. 红糖

红糖是从甘蔗和甜菜中提取的粗制糖，营养丰富，富含钙、铁、胡萝卜素、维生素B_2、烟酸及微量元素锰和锌等。这些成分是怀孕和哺乳期妈妈及胎儿、宝宝十分重要的营养素。此外，红糖还含有帮助子宫收缩的物质，能促进恶露排出，并有止血作用，可治疗产后出血。若两餐之间饮适量红糖水，能进补身体。

红糖水虽然好，但是不能喝太多。长时间饮用红糖水，产妇会一直出现恶露的问题，这样不仅对补血没有帮助，反而会进一步造成贫血。因此不要整个月子期间一直喝红糖水，坐月子的前一周到十天比较有效，后面就有副作用了。

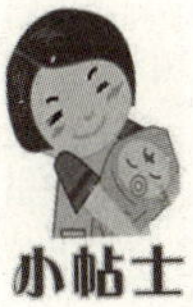

红糖不宜直接食用，最好是煮成红糖水饮用。由于红糖中杂质较多，因此应先将红糖放在容器中隔水蒸45分钟，经高温消毒后再给产妇服用。

5. 生姜

生姜中所含的成分与其他食物所含的营养成分有所不同，并不以维生素、矿物质等见长。生姜最具代表性的成分是姜烯、姜油醇以及姜油酚。这些成分使生姜具有极强的杀菌力，能中和自由基、抗氧化，还能促进胃液分泌、帮助消化、活化新陈代谢。生姜有疏风散寒、祛风保暖、健胃止呕的功效，能促进血行。生姜对产后体虚血弱、风多血少、肢体恶寒的产妇十分有益，可温阳散寒，从而减轻不适。

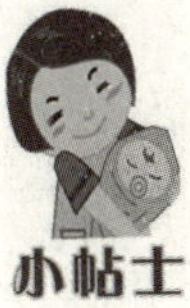

生姜属于辛温之物，因此产妇每次吃姜不宜过多。生姜表皮中含有大量的营养成分，食用时应尽量少去皮，避免损失营养。

6. 桂圆

桂圆亦称龙眼，性温味甘，益心脾、补气血、安精神，是名贵的补品。桂圆富含葡萄糖、蔗糖和维生素A、维生素B等多种营养素，其中含量较多的是蛋白、脂肪和多种矿物质，可治疗病后体弱或脑力衰退。产后体质虚弱的人，适当吃些新鲜的桂圆或干燥的龙眼肉，既能补脾胃之气，又能补心血不足。将龙眼肉与蛋花同煮后喝汤，对于产后调养效果极好。但要避免多食，以免引起新妈妈上火。

7. 鲫鱼

鲫鱼富含优质蛋白，每100克黑鲫鱼中，含蛋白质高达20克，仅次于对虾。鲫鱼肉嫩味鲜，可做粥、做汤、做菜、做小吃等，尤其适于做汤，不但味香汤鲜，而且具有较强的滋补作用。产妇吃鲫鱼有通乳汁、补身体、促康复的功效。

8. 鲤鱼

鲤鱼肉质细嫩，含有丰富的蛋白质，而且蛋白质质量也佳，人体消化吸收率可达96%，并能供给人体必需的氨基酸、矿物质、维生素A和维生素D等营养物质。产妇吃鲤鱼，有排恶露、生乳的作用。

9. 滋补炖汤

炖汤类营养丰富，易消化吸收，可以促进食欲及乳汁的分泌，帮助产妇恢复身体，是产妇的必备饮食。产妇在产后的最初几天并不适合进补各种荤汤，最好以豆腐汤、蔬菜汤为主。过一段时间后再逐渐添加鸡汤、猪蹄汤、鱼汤、排骨汤等。

10. 虾

虾营养丰富，其蛋白质含量是鱼、蛋、奶的几倍到几十倍；同时含有丰富的钾、碘、镁、磷等矿物质及维生素A、氨茶碱等成分，且其肉质松软，易消化，对生完宝宝身体虚弱的产妇来说是极好的食物。

11. 红枣

产妇在分娩过程中，不论是剖宫产还是顺产，都会大量失血。所以，产后对于护理新妈妈，一定要重视补血补气，红枣是很好的补血食物。红枣富含蛋白质、脂肪、糖类、胡萝卜素、β族维生素、维生素C、维生素P以及钙、磷、铁和环磷酸腺苷等营养成分。中医认为，红枣是水果中最好的补药，具有补脾活胃、益气生津、调整血脉、和解百毒的作用，尤其适合产后脾胃虚弱、气血不足的人食用。其味道香甜，吃法多种多样，既可口嚼生吃，也可熬粥蒸饭熟吃。

产后喝红枣水补身，对气血虚弱很有益处，可帮助恢复精力与神气。红枣也可减轻因心血不足所引起的心跳加速、夜睡不宁和头晕眼花等症状。

12. 银耳

银耳被人们誉为“菌中之冠”，既是名贵的营养滋补佳品，又是扶正强壮之补药。银耳中含有丰富的胶质、多种维生素和17种氨基酸及肝糖。银耳中的一种有机磷，具有消除肌肉疲劳的功能。同时银耳富含维生素D，可以起到防止钙流失、有助于宝宝生长发育和预防便秘的作用，长期食用还可以起到美容的功效。

13. 牛奶

牛奶营养丰富，含有各种矿物质，尤其是含钙量十分丰富。它所含的20

多种氨基酸中有人体必需的 8 种氨基酸，牛奶中的蛋白质消化率高达 98%。新妈妈适当喝牛奶有助于保持母乳中钙的含量相对稳定。

14. 乌鸡

乌鸡自古享有“药鸡”之称，是我国特有的药用珍禽，含有人体不可缺少的赖氨酸、蛋氨酸和组氨酸，能调节人体免疫功能和抗衰老，有相当高的滋补药用价值，是难得的滋补佳品。乌鸡对产后亏虚、乳汁不足及气血亏虚引起的身体虚弱、腰膝酸软、月经不调、经行腹痛、崩漏带下等症，均有很好的疗效。

小帖士

鸡皮脂肪含量较高，如果产妇摄入过多脂肪，可能会使乳汁中脂肪含量过高，从而导致宝宝腹泻。因此，煲鸡汤时，建议先去皮，出锅前再将汤面上的油撇去。

15. 猪蹄

猪蹄含有丰富的优质蛋白质、脂肪、钙、磷、铁、锌等矿物质和多种维生素，对皮肤十分有益，而且有极好的催乳功效，能帮助哺乳期妈妈提高奶水质量。

坐月子期间，产妇的饮食以清淡为主，忌油腻，最好是喝猪蹄汤，尽量少吃红烧类的。

16. 猪肝

猪肝的营养丰富，含有大量的蛋白质、维生素 C、硒等，是产妇身体进补的绝佳食物。产妇多吃猪肝对排恶露、恢复体质、抗疲劳都有帮助。猪肝还含有丰富的维生素 A，对于防治婴儿维生素 A 缺乏有极好的作用。

17. 莲藕

莲藕味甘，性凉，含大量的淀粉、维生素和矿物质。其营养丰富，清淡爽口，是产妇的滋补佳珍。产妇多吃莲藕，能及早清除腹内积存的瘀血，增进食欲，帮助消化，促进乳汁分泌，有助于对新生儿的喂养。

18. 核桃

核桃美味又有营养，含有丰富的优质蛋白、膳食纤维、维生素等。产妇产后身体虚弱，吃核桃有利于补充蛋白质，有利于提高身体免疫力，增强抵抗力。但是核桃比较坚硬，产妇产后身体虚弱，不宜用力咀嚼，最好将核桃磨成粉加入粥类等便于消化的食物中食用。

19. 海带

海带富含膳食纤维和碘。其中，膳食纤维能促进胃肠蠕动，防止产后便秘；碘则是制造甲状腺素的主要原料，产妇适当吃些海带，可增加乳汁中碘的含量，有利于新生儿身体的生长发育，还可预防因缺碘引起的呆小症。

20. 海参

中医认为，海参是一种优质滋补品，具有滋阴补肾、养血益精的功效，非常适宜产后体虚和产后便秘的产妇食用。另外，营养学研究表明，海参是一种高蛋白低脂肪的食物，产后产妇适量食用，对身体恢复十分有益。

21. 胡麻油

胡麻油是由胡麻榨取而来的，其主要成分是维生素 A、维生素 E 以及油酸、亚油酸等不饱和脂肪酸。这些不饱和脂肪酸在胡麻油中的含量极高，进入人体内可转化成前列腺素，从而促进产妇子宫收缩，调节体内脂质代谢，预防血栓形成。

产妇适量摄取胡麻油，可促进产后恶露排出及子宫复旧。胡麻油的特殊香味及不油腻的特性，还可使产妇胃口大开，保持良好的食欲。我国南方民间坐月子最常用的麻油鸡就是用胡麻油制成的。

22. 花生

花生是一种高营养食物，富含油酸、亚麻酸、卵磷脂、蛋白质及不饱和脂肪酸等营养成分，不含胆固醇和反式脂肪酸，且易被人体消化吸收，具有极好的健脑功效。产妇适量食用花生，不但对自身的脑保健具有积极意义，还能通过哺乳将这些健脑成分传递给宝宝，从而促进宝宝的脑发育。另外，花生与猪蹄是一对黄金组合，二者都具有极好的催乳效果，因此产妇可常喝猪蹄花生汤。

小帖士

花生不可吃的过多，以免增加胃肠负担，导致消化不良，甚至造成产后肥胖。

23. 木瓜

木瓜营养丰富，补身功效显著，是产妇坐月子不错的食物选择。木瓜中的木瓜蛋白酶，可分解肉食，将脂肪分解为脂肪酸，一方面可以减少胃肠的工作量，预防便秘；另一方面，由于脂肪被分解，因此可防止产妇产后变胖。另外，木瓜酶对女性乳腺发育十分有益，尤其在产褥期更有催奶的效果，因此，乳汁缺乏的产妇食用可增加乳汁。木瓜还具有淡化脸部黑斑、色斑的作用，可消除产妇脸上的妊娠斑，使皮肤更嫩白。

24. 黑木耳

黑木耳脆嫩可口，营养价值极高，是一种产后不可多得的食物。黑木耳中钙、铁含量极高，每100克黑木耳中含钙量相当于鲫鱼的7倍，含铁量相当于鲫鱼的70倍。产妇常吃黑木耳能预防产后贫血，保持肌肤红润、容光焕发，还能促进宝宝的骨骼发育。

黑木耳中含有一种特殊胶质，这种胶质是膳食纤维的一种，能吸附人体消化系统的灰尘并将其排出，帮助消化纤维类物质，从而净化胃肠。另外，这种胶质还能促进胃肠蠕动，帮助产妇预防产后便秘，还能防止发胖，易于恢复身材。

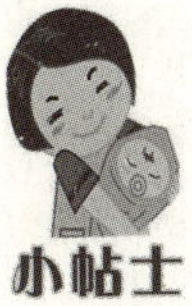

鲜木耳含有毒素，产妇不能食用；干黑木耳不宜用热水发，因为热水的温度较高，会使黑木耳中的胶质水解形成果胶酸，降低营养价值，失去脆感。

25. 黄豆芽

黄豆芽中含有大量的蛋白质、多种维生素、膳食纤维等成分，可促进产妇产后恢复，对预防产后出血有不错的效果。另外，黄豆芽中的膳食纤维还可促进胃肠蠕动，为肠道补水，从而防止产后便秘的发生。

26. 枸杞子

枸杞子的营养成分丰富，是滋补的天然食物。枸杞子主要成分为阿拉伯糖、葡萄糖、半乳糖、甘露糖、木糖和鼠李糖等，具有增强肌体免疫力，抗肿和抗老作用，非常适合产后食用。但注意不要过量，每次3～10克即可。

小帖士

月子里吃枸杞最好等到恶露排净之后，因为产妇食用枸杞会影响恶露排出。

三、坐月子饮食禁忌

对于坐月子的新妈妈来说，日常饮食是十分重要的营养来源。在身体还没恢复的时候切莫乱饮食，以免给身体留下后患，甚至落下“月子病”的终身遗憾。

1. 忌多吃味精

一般而言，成人吃味精是可以的，而婴儿，特别是12周以内的婴儿，如果哺乳期的妈妈在摄入高蛋白饮食的同时，又食用过量味精，则对婴儿非常不利，会导致婴儿缺锌症。这样，婴儿不仅易出现味觉差、厌食现象，还会造成智力减退、生长发育迟缓等不良后果。为了婴儿不出现缺锌症，新妈妈应忌吃过量味精。

2. 不宜饮茶

虽然茶水是一种很好的饮料，但月子里的产妇不宜喝茶水。茶水中含有鞣酸，它可以与食物中的铁相结合，影响肠道对铁的吸收，促使产妇发生贫血。

另外，茶叶中含有的咖啡因在饮用后，会刺激大脑兴奋，不容易入睡，影响产妇的睡眠，不利于身体恢复。同时，茶水里的咖啡因还可以通过乳汁进入婴儿体内，使婴儿发生肠痉挛，出现无由啼哭的现象。

3. 不宜喝咖啡

咖啡含有咖啡因，是一种兴奋剂。如果哺乳期喝太多的咖啡，会导致孩子通过母乳也饮用咖啡因，会出现头疼、头晕、烦躁、心跳加快、呼吸急促等症状。因此，为了宝宝的健康成长，建议产妇在哺乳期内尽量不喝咖啡。

4. 不宜吃乌梅

梅子类的小零食是很多月子妈妈的最爱，但是这种酸涩食品会阻滞血液的正常流动，不利于恶露的顺利排出。

5. 不宜多吃巧克力

研究表明，给新生儿喂奶的乳母，如果过多食用巧克力，会对婴儿的生长发育产生不良影响。巧克力中所含的可可碱能够进入母乳，通过哺乳被婴儿吸收并蓄积在体内。久而久之，可可碱会损伤婴儿的神经系统和心脏，并使肌肉松弛，排尿量增加，导致婴儿消化不良，睡觉不稳，爱哭闹。

6. 生冷的食物不宜多吃

产妇由于分娩消耗大量体力，分娩后体内激素水平大大下降，新生儿和胎盘的娩出，使得产妇代谢降低，体质大多从内热到虚寒。因此，产后宜温。过于生冷的食物不宜多吃。如冷饮、冷菜、凉拌菜等，从冰箱里拿出来的水果和菜最好温热过再吃。

需注意，生冷的食物不仅包括物理意义上为冷的食物，比如冷饮和冰箱食物等，还包括物性寒凉的食物。

性寒的肉禽海鲜类食物包括：鸭蛋（性微寒）、马肉、螃蟹、蛤蜊、牡蛎肉、蜗牛、田螺（性大寒）、乌鱼、章鱼等。

性寒的水果类食物包括：柿子、柿饼、柚子、香蕉、桑葚、洋桃、无花果、猕猴桃、甘蔗、西瓜、甜瓜、苦瓜、荸荠等。

性寒的蔬菜类食物包括：马齿苋、空心菜、木耳菜、莼菜、发菜、竹笋（微寒）、菜瓜、海带、紫菜、海藻、地耳、草菇、苦瓜等。

在调味品中酱油、面酱、盐等，也不宜食用或少用。

7. 忌吃辛辣温燥食物

辛辣温燥食物可助内热，使产妇虚火上升，有可能会出现口舌生疮，大便秘结或痔疮等症状，也可能通过乳汁使婴儿内热加重。产妇饮食宜清淡，尤其在产后5～7天之内，应以软饭、蛋汤等为主，不要吃过于麻辣的食物，如大蒜、辣椒、胡椒、茴香、酒、韭菜等食物和调味香料。上述辛辣之品作为调料是可以的，但不能多吃。

8. 忌食大麦及其制品

大麦以及大麦芽、麦乳精、麦芽糖等大麦制品，具有回乳作用，如果产后新妈妈正在采取母乳喂养，那么应忌食此类食物。

9. 忌食过于咸的食物

咸味食物容易使水分积聚，影响身体水分排出，咸味食物中的钠离子更易增加血液中的浓稠度，导致血液循环减缓，从而影响新妈妈的新陈代谢。因此，新妈妈坐月子期间最好避免吃过咸的食物。

10. 产后不宜吃炖母鸡

产妇在分娩中，当胎儿和胎盘脱离母体后，血液中雌激素和孕激素的浓度会大幅度降低。此时，催乳素开始发挥泌乳作用，促进乳汁的生成和分泌。如果产妇产后食用炖老母鸡，由于母鸡的卵巢和蛋衣中含有一定量的雌激素，会使产妇血液中的雌激素水平再度上升，抑制催乳素发挥泌乳作用，造成产妇乳汁不足甚至无奶。

第二章

产后第 1 周怎么吃

要点提示

※本周是新妈妈排恶露的关键期。

※新妈妈在分娩过程中消耗甚大，本周饮食应以富于营养、足够热量为原则。

※新妈妈产后身体虚弱，急需补充能量，但不能大补，应以开胃为主。

※排泄和滋补并重，适当食用催乳食品。

一、新妈妈的身体状况

本周新妈妈的身体，处于恢复阶段，总体来说比较虚弱，需要卧床休养。在这一时期，新妈妈不要着急，不要过分担忧，虽然身体上的很多疼痛还没有摆脱，但在坚持静心保养和科学饮食的前提下，再过一段时间一定会好转的！

乳房：大部分新妈妈在头一两天里，乳房都是软软的，没有明显的乳汁流出来，但无论是否感觉到“下奶”，都要让宝宝“早吸吮”。让宝宝频繁吸吮乳头，可以促使乳汁分泌顺畅。只要让宝宝反复多次地长时间吮吸乳头，乳汁一定会有，而且越是吮吸刺激乳汁会越多。同时，提早让宝宝吸吮，利于子宫的收缩，有助于产后尽快恢复。

胃肠：在孕期，胃肠会受到一定的挤压，现在终于可以慢慢归位了。新妈妈的身体虚弱，食欲较差，应多喝一些开胃的汤汤水水。

子宫：宝宝出生后，新妈妈的子宫会逐渐缩小，但要恢复到正常状态，需要 6 周左右的时间。

恶露：产后，随着子宫内膜（特别是胎盘附着地方的内膜）脱落，子宫分泌的黏液等也随之从阴道内流出，这就是恶露。一般情况下，恶露大约在产后 3 周左右就干净了。本周是新妈妈排恶露的关键期。恶露刚开始呈鲜红色，几天后转为淡红色。

骨盆：盆底肌肉张力逐渐恢复，水肿和瘀血渐渐消失。

二、饮食调养方案

本周食补重点是：其一，以清除恶露、促进伤口愈合为主；其二，新妈妈在分娩过程中有大量消耗，应注意补充高热量、易消化的流质或半流质食物。宜吃些清谈、开胃的食物和利于排恶露的食物，不宜大补。生化汤利于排恶露，猪肝补血，这两种食物建议产后第 1 周的新妈妈多多食用。

1. 口味宜清爽，以开胃为主

开胃为主的第 1 周拒绝油腻，口味要清爽。新手妈妈在刚刚生产的最初几日里会感觉身体虚弱、胃口比较差。如果这时强行填下重油重腻的“补食”，只会让胃口更加减退。

在产后的第 1 周里，可以吃些清淡的荤食，如肉片、肉末、瘦牛肉、鸡肉、鱼等，配上时鲜一起炒，口味清爽、营养均衡。橙子、柚子、猕猴桃等水果也有开胃的作用。本阶段的重点是开胃而不是滋补，胃口好，才会食之有味，吸收也好。

2. 少吃盐和调味料

一般来说，怀孕全过程所增加的体重约 12 千克，婴儿连同胎盘的重量约 5.5 千克，还有 6.5 千克，其中水分就占 60% 以上。换言之，因怀孕的各种因素而产生的水分，必须在妈妈分娩后慢慢地排出。

在坐月子期间，吃的食物太咸或含有酱油、醋、番茄酱等调味品，或是食用腌渍食品、罐头食品等，都会使身体内的水分滞留，不易排出。因此产后的第 1 周少吃盐和调味料，能达到“利水消肿”的目的。

3. 适当喝红糖水

产妇在分娩后元气大损，多吃一些红糖可以补养身体。红糖具有益气养血、健脾暖胃、驱散风寒、活血化瘀的功效，可以帮助产妇补充碳水化合物和补血，促进恶露排出，有利于子宫复位。

小帖士

过多饮用红糖水，会增加恶露中的血量，造成产妇继续失血，反而引起贫血，饮用红糖水以7～10天为宜。

4. 宜补充高热量

新妈妈在分娩过程中有大量消耗，产后饮食自然应以富于营养、足够的热量为基础。打算自己哺乳的新妈妈每天所需的热量为3100卡，而喂配方奶的新妈妈需要2400～2600卡的热量。补充高热量的食物有红糖水、鸡蛋、小米、猪肝等。

5. 饮食要易消化

产后1周内的饮食要易于消化，还要考虑有利于下奶，以半流质、软饭为宜，可选用稀粥、汤面、馄饨、面包、牛奶、豆浆等。动物蛋白较易消化，又易下奶。

产后1周内的新妈妈可以用小米熬粥，因为小米比大米铁的含量高得多，B族维生素含量也高，对新妈妈滋阴养血大有好处，能让新妈妈尽快恢复体力。

6. 饮食要多样化

产后1周内，新妈妈的饮食要多样化，膳食要平衡，最好是荤菜和素菜搭配着吃，粗粮和细粮搭配着吃，植物蛋白和动物蛋白搭配着吃。

同时新妈妈要少吃多餐，除了三顿主食外，可以在下午和晚上各加餐一次，可以加些像牛奶、小米粥、水果这样的食物，但2～3次就够了。

7. 不宜大补

对于本周的新妈妈来说，身体仍处在极度虚弱的状态，同时肠胃的蠕动也较差，消化与吸收功能尚未恢复，进补要考虑身体状况。大补只会让新妈妈的肠胃积滞，不利新妈妈的产后恢复，造成“虚不受补”的现象。

8. 不宜马上喝催奶汤

产后第1周，婴儿刚出生，胃容量小，乳汁吃不多，暂时不宜过于催奶。过多的奶水会淤滞于乳腺导管中，导致乳房发生胀痛。加之产妇的乳头比较娇嫩，容易发生破损，一旦被细菌感染就会引起乳腺感染，乳房出现红、肿、热、痛，甚至化脓，不仅产妇痛苦，还会影响正常哺乳。

产妇刚生产，身体虚弱，肠胃蠕动也较差，吃清淡易消化的汤水即可。推荐喝一些原味蔬菜汤（将各类蔬菜，主要是根茎花果不加任何调料煮汤，味道清香，可以当茶喝，在产后当天即喝有极佳作用）。

9. 分娩后数小时内不宜吃鸡蛋

在分娩过程中，体力消耗大，出汗多，体内体液不足，消化能力随之下降，若产后立即吃鸡蛋，就难以消化吸收，增加胃肠负担，这时应以吃半流质或流质食物为宜。

10. 不宜进补人参

人参中含有作用于中枢神经及心脏、血管的“人参皂甙”以及作用于内分泌系统的配糖体等成分。这些成分能使人体产生广泛的兴奋作用，可导致服用者出现失眠、烦躁、心神不宁等一系列症状，进而影响产妇卧床休息、体力恢复。

11. 不宜食生、冷、硬的食物

新妈妈产后体质较弱，抵抗力差，容易引起胃肠炎等消化道疾病，产后第1周尽量不要食用寒性的水果，如西瓜、梨等。

12. 产后三天不宜喝牛奶

产妇若能在产后每日喝一些牛奶，可以从中得到优质的钙。此外，小鱼、虾皮、海带等含钙丰富的食品也是新妈妈不错的选择。但喝牛奶及吃奶制品的时间不能太早，一般产后三天内不能吃，以免引起肠胀气而影响伤口愈合。

三、美味月子餐推荐

藕汁饮

原料：鲜嫩藕1000～1500克。

做法：取鲜嫩藕洗净，捣烂榨汁，分数次用开水冲服。

功效：藕汁具有清热凉血，活血止血的作用。

黄米豆浆

原料：黄豆40克，黄米35克。

做法：将干黄豆预先浸泡好，将干黄米和泡好的黄豆洗净，放入豆浆机中启动打浆键即可。

功效：补肝肾，健脾胃，安眠。

黑豆芝麻豆浆

原料：黑芝麻半杯，黑豆1杯，糯米适量。

做法：干黑豆预先浸泡好，将干糯米、黑芝麻和泡好的黑豆洗净，放入打浆机中打浆即可。

功效：降血脂、预防心血管疾病、抗氧化，延缓老化、养颜美容，增加肠胃蠕动。调中下气，活血，解毒，利尿明目，滋养肝肾，润燥滑肠。黑豆对年轻女性来说，还有美容养颜的功效。

红薯粥

原料：红薯500克，粳米200克。

做法：红薯去皮洗净，米淘净，一同入锅，加适量清水煮成稀粥即可。

功效：健脾养胃、益气通乳、润肠通便，适宜产后缺乳的妈妈饮用。

紫米粥

原料：紫米，糯米，红枣，白糖。

做法：将紫米、糯米分别淘洗干净，红枣去核洗净。锅内放入清水、紫米和糯米，置于火上，先用旺火煮沸后，再改用文火煮到粥将成时，加入红枣煮，以白糖调味即成。

功效：补脾胃，益气血，适用于妇女体质虚弱、营养不良、贫血等症。

姜楂茶

原料：山楂，生姜片，红糖。

做法：将山楂、生姜片清洗干净，待用。把砂锅洗净，放入清水适量，置于火上，旺火煮沸，加入山楂、生姜片、红糖，煮30分钟即可。

功效：此茶有温经散寒、养血活血作用，适用于寒凝血瘀而致妇女产后腹痛，还可以治疗产后血瘀所致的恶露不下等症。

牛奶枣粥

原料：小米，黑枣，牛奶，红糖。

做法：米洗净，锅中放适量清水，加入米和黑枣，用旺火烧煮，水沸腾后改用小火熬煮30分钟左右。至米粒涨开时，倒入牛奶搅匀，继续用小火熬煮10~20分钟，至米粒黏稠，溢出奶香即可。食用时可加红糖调味。

功效：黑枣中的维生素C含量很高，与米同煮，除了能够补充钙质外，还有养胃补血的滋补作用。

鸡蛋羹

原料：鸡蛋1个，盐1/3茶匙，温水150毫升，香油1茶匙，生抽酱油1茶匙，葱花1茶匙。

做法：鸡蛋加盐1/3茶匙打散，然后加温水打均匀。蛋汁过滤到小碗中，用保鲜膜封住，然后在膜上扎一小洞。入蒸笼大火蒸15分钟。拿出蒸好的鸡蛋羹，淋上香油、酱油，撒上葱花即可。

功效：鸡蛋羹吃起来方便咀嚼，容易消化，而且还能健脑益智，保护肝脏，防治动脉硬化、延缓衰老，同时还可以帮助女性美容护肤，营养非常高。

芋头甜粥

原料：芋头，大米，冰糖。

做法：芋头洗净去皮切块，米洗净，锅中烧开水适量，放入米、芋头和冰糖。大火烧开后，用小火煮一小时，煮至芋头熟烂即可。

功效：芋头营养价值高，富含蛋白质、钙、磷、铁、钾、镁、钠、胡萝卜素、烟酸、维生素C、B族维生素、皂角甙等。此粥甜、软，易消化，对便秘、恶露不尽有很好的改善作用。

牛肉粥

原料：粳米400克，牛肉，五香粉3克，黄酒8克，葱段，精盐各10克，姜块。

做法：洗净牛肉，剁成肉末，将粳米淘洗干净。将锅置火上，倒入开水烧沸，放入葱段、姜块（拍松）、牛肉末、黄酒、五香粉煮沸。捞出葱、姜，倒入粳米，煮成粥，用精盐调成咸鲜味即成。

功效：牛肉具有补脾胃、益气血、除湿气、消水肿、强筋骨等作用，再配以粳米煮粥，更宜脾胃之气。产妇食用此粥，可使脾胃健壮、气血充盈、筋骨强健。若产妇有腰膝酸软、虚损羸瘦、食少气怯、产后水肿等病症，食用此粥则有治疗作用。

小麦豆浆

原料：干黄豆，小麦仁。

做法：干黄豆预先泡好，将泡好的黄豆和小麦仁洗净放入打浆机中打浆即可。

功效：消渴除热，养血安神。

莴笋猪肉粥

原料：莴笋30克，猪肉150克，粳米50克，精盐2克，酱油3克，香油10克。

做法：莴笋去杂，用清水洗净，切成细丝；粳米淘洗干净。猪肉洗净，切成末，放入碗内，加少许酱油、精盐腌10～15分钟。锅置火上，加适量清水，放入粳米煮沸，加入莴笋丝、猪肉末，改文火煮至米烂汁黏时，放入精盐、香油，搅匀，稍煮片刻即可食用。

功效：既可促进母体健康，又能下乳催奶。

生化汤

原料：米酒水1000毫升，生化汤一帖，当归8钱，川穹6钱，桃仁（去心）5分，烤姜5分，蜜甘草5分。

做法：米酒水没过药材，文火加热煮30～60分钟，倒出第一碗汤汁。第二次再加入米酒水，做法一样，倒出第二碗汤汁。将第一、二次汤汁混合拌匀即可。

功效：生化汤对产妇来说是一宝物，可以帮助产妇的子宫复原，排出体内恶露，减轻腹痛。产后第三天开始服用，每天一剂，分六次喝。顺产者需要连续喝7天，剖宫产者最好喝14天。

小帖士

可以把做好的生化汤放在保温杯里，一日多次当水喝。

麻油猪肝

原料：猪肝适量，带皮姜片6~8片，黑麻油1/2杯，米酒水1~2碗。

做法：猪肝洗净，切薄片，滴几滴米酒，少许生粉抓匀，腌5分钟，再冲一下水沥干。锅中倒入麻油加热，文火爆透姜片，放入猪肝翻炒几下，倒入米酒水，不上盖煮沸后即可。

功效：猪肝能补血破血，加上黑麻油及姜能活血，使恶露能顺利排出，是产后最初7天最佳的温补食谱。

小帖士

猪肝不易消化，晚上6点后不宜食用。剖宫产者在伤口未愈合之前吃麻油会影响愈合，要改用菜籽油。

红豆汤

原料：红豆，黑糖，姜片，米酒水。

做法：红豆洗净，用米酒水泡一夜。放入姜片，大火煮开后转小火焖煮20分钟。红豆煮烂，起锅前适量加入黑糖拌匀即可。

功效：许多孕妇到孕末期时都有水肿现象，所以产后第1周饮食要促进体内水分的新陈代谢。红豆强心利尿，属性温和，但易胀气，所以也不宜吃太多，一天以1~2碗为宜。

小帖士

一定要等红豆煮烂了，才能加入黑糖，否则会久煮不烂。作为两餐之间的点心，大约上午10点、下午3点各吃一碗。

山楂茶

原料：山楂，黑糖，米酒水（700毫升）。

做法：取适量山楂加入米酒水中，大火煮沸转小火，加盖焖煮1小时，依各人口味加入适量黑糖调味。

功效：米酒水煮山楂，既解渴又解油减重，利脾助消化，是很好的月子饮料。

鸡蛋黄花汤

原料：鸡蛋3个，黄花，白菜心各10克，海带，木耳各5克，酱油3克，精盐2克，高汤350克。

做法：将海带泡好洗净后切丝，黄花拣择洗净后切段，木耳泡发、洗净。鸡蛋打入碗中搅拌均匀。锅内加高汤烧开，放入精盐及海带、黄花、木耳、白菜心，烧开后再冲入鸡蛋，再烧片刻后勾芡即成。

功效：鸡蛋黄花汤营养全面，补益之功较为平和，具有滋补阴血、生精下乳、保持大便通畅的作用，产妇食之既可补益，又可利肠。

五谷饭

原料：白米半杯，小米1/4杯，米仁（或燕麦片）1/4杯，玉米渣1/4杯，糯米1/4杯。

做法：将材料洗净，水中浸泡三到四小时，水超过材料1.5厘米左右；将浸泡好的材料移入电饭锅内煮熟即可。

功效：均衡营养，防止营养不良，还具防癌的功效。

养肝饮

原料：红枣7个，米酒。

做法：用开水冲洗红枣，放入陶锅内，加米酒1800毫升浸泡30分钟，用大火煮开后，改用小火再煮30分钟。将汁倒出备用。红枣再度回锅，加1800毫升米酒浸泡30分钟，用大火煮开后改用小火再煮30分钟。将两次煮的汁混合，再煮滚。待凉后可分装7份，放进冰箱保存，每日取一份加热服用。（注：可一次煮好几天份，放进冰箱保存，每天取用当日量加热饮用，每次喝20~30毫升，可饭后当茶喝。）

功效：排解麻醉药品毒性，有助于缓和手术后疼痛，不论自然产或剖宫产产妇都适合饮用。

解渴茶

原料：观音串110克，荔枝壳70克，米酒3600毫升。

做法：用开水冲洗药材，放入陶锅内，加米酒1800毫升浸泡30分钟，用大火煮开后，改用小火再煮30分钟。药汁倒出备用。药材再度回锅，加1800毫升米酒浸泡30分钟，用大火煮开后改用小火再煮30分钟。将两次煮的药汁混合，再煮滚。待凉后可分装7份，放进冰箱保存，每日取一份加热服用。

功效：坐月子期间容易虚火上升，口干口渴，却又必须谨守不能大量喝水的禁忌，解渴茶便是最佳的水代替品。

桂圆糯米粥

原料：糯米35克，桂圆肉15枚，黑糖（红糖）适量，水450毫升。

做法：糯米洗净，与桂圆肉同放入450毫升水中，加盖泡3小时；以大火煮开后，改为小火煮40分钟；熄火后加入适量黑（红）糖搅拌均匀，即可食用。

功效：增强肠胃蠕动，防止胃下垂，预防便秘。

薏仁饭

原料：薏仁米半杯（一次性水杯），白米一杯，水150毫升。

做法：将材料洗净，水中浸泡3~4小时，水超过材料1.5厘米左右；将浸泡好的材料移入电饭锅内煮熟即可。

功效：薏仁含丰富淀粉、维生素B_1，可消除浮肿，帮助多余的水分排出体外，不必担心尿不出来，还可强化肠胃道机能，增进消化吸收能力。

山药猪肝

原料：山药50克，带皮老姜6片，猪肝150克，黑麻油30毫升，水280毫升。

做法：将猪肝切成1厘米厚度的片，洗净备用；将山药切成小块洗净备用；黑麻油入锅大火烧热，放入姜片转小火，爆至褐色但不要焦黑；倒入猪肝转大火炒至猪肝变色，加入山药及水一同煮开，转小火炖 50 分钟即可。

功效： 补肾气，健脾，祛恶露。

糙米饭

原料： 糙米一杯（一次性水杯），白米半杯。

做法： 将材料洗净，水中浸泡 3 ~4 小时，水超过材料 1.5 厘米左右；将浸泡好的材料移入电饭锅内煮熟即可。

功效： 调节和维持体内内分泌平衡，促进代谢，防止肥胖。

药膳猪肝

原料： 药包袋一袋（淮山药 10 克、茯苓 5 克、莲子 5 颗、白果 5 克、芡实 10 克、薏仁 10 克），猪肝 200 克，麻油 20 毫升，水 400 毫升。

做法： 将猪肝切成 1 厘米厚度的片，洗净备用；黑麻油入锅大火烧热，放入姜片转小火，爆至褐色但不要焦黑；倒入猪肝转大火炒至猪肝变色，放入药包袋及水一同煮开，转小火煮 45 分钟即可。

功效： 补充养分，补气，恢复体力。

山药木耳排骨

原料： 山药 100 克，黑木耳（干）2 克，带皮老姜 5 片，排骨 200 克，麻油 35 毫升，水 600 毫升。

做法： 木耳用温水浸泡 1 小时，以泡软为标准，沥干备用；将山药切成小块洗净备用；黑麻油入锅大火烧热，放入姜片转小火，爆至褐色但不要焦黑；倒入排骨、木耳翻炒 20 秒，加入山药及水一同煮开，转小火，炖 50 分钟即可。

功效： 润肺补肾，健脑益气。

竹荪莲子猪心

原料： 猪心 180 克，带皮老姜 5 片，麻油 35 毫升，莲子 6 枚，竹荪 2 克，水 300 毫升。

做法： 材料洗净，切好沥掉水分备用；莲子放入水中加盖泡一小时；麻油以大火烧热，放入老姜片后改转小火爆至褐色，但不能焦黑；放入猪心转大火炒至猪心变色，加入竹荪、莲子及水煮开后转小火煮45分钟，熄火趁热吃。

功效：补脾益肾养心；调节肠胃，帮助改善睡眠。

红枣养肝汤

原料：红枣5~8枚，米酒水300毫升。

做法：红枣洗干净，挖去核。因为有核的话，吃了会内热。把红枣切成小块，放入300毫升米酒水中，加盖子浸泡2小时以上。把这个小碗放入蒸锅，隔水蒸半小时以上。

功效：此汤可以减轻产后手术的切口疼痛，特别适合剖宫产的产妇，还可以帮助体内麻药的排出。顺产的妈妈喝这个汤，可以帮助排毒。

四神猪肝粥

原料：猪肝30克，莲子3颗，薏苡仁20克，芡实15克，淮山药30克，米酒200毫升。

做法：先将莲子和薏苡仁用米酒加盖泡2个小时，将山药和猪肝洗净、切丁，将以上食料加盖用大火煮开后转小火煮15分钟，即可食用。

功效：促进代谢，帮助恶露和脱膜的排出，进行温和的热补。

四神粥

原料：茯苓15克，芡实15克，莲子25克，山药5克，薏米40克，米半杯，水1600毫升。

做法：芡实、莲子、薏米洗净后用开水浸泡3~4小时（莲子可以少泡一会儿）。将所有材料放进锅里，大火烧开后改小火，再煮20~30分钟。粥煲好后放盐，用勺子搅拌均匀后关火即可食用。

功效：四神粥是坐月子期间新妈妈常食的一款粥，有强健脾胃、促进食欲、增强免疫力之功效。特别是对于剖宫产后肠胃功能较弱的新妈妈尤为适用。

第三章

产后第2周怎么吃

要点提示

※为了应对小宝宝对乳汁需求量的增加，可以适当地吃些催乳食品。催乳不应该只考虑量，质也非常重要。

※从本周开始，可适当吃些蔬菜和水果，保证营养均衡和防止便秘。

※本周第四天起，开始逐渐减少红糖的添加量，到第3周完全停止。

一、新妈妈的身体状况

产后第2周，新妈妈的体力稍有恢复，但这时恶露还没排完，且要为宝宝提供充足的乳汁，所以这段时间要排泄和滋补并重。

乳房：乳汁分泌会比较稳定和充足，新妈妈要经常清洁乳房，保持乳房干净。每次喂奶之前，都要把乳房擦洗干净。

胃肠：本周，新妈妈的胃肠已经慢慢适应产后的情况了，但还是无法接受非常油腻的汤水。新妈妈宜荤素搭配，以此来慢慢增强脾胃功能。

子宫：产后2周内为子宫收缩最快的时期，到第2周，子宫的重量就下降到只有275克。所以产后两周内，除了吃饭及上厕所之外，其余时间，不论是白天或是晚上，均应卧床休息，以免因地心引力的关系，造成松垮的子宫及内脏收缩不良，引起内脏下垂。

伤口及疼痛：侧切和剖宫产术后的伤口在这一周内还会隐隐作痛，下床走动时，移动身体都有撕裂的感觉，但是没有第1周时强烈，还是可以承受的。

恶露：这一周恶露中的血液量减少，较多的是坏死的脱膜、宫颈黏液、阴道分泌物及细菌，使得恶露变为浅红色的浆液，此时的恶露称为浆性恶露。

二、饮食调养方案

经过前一周的调养和适应，新妈妈的体力有所恢复，但这时恶露还没排完，且要为宝宝提供充足的乳汁，所以本周食补重点是侧重补益，兼顾排泄，摄取充足的蛋白质。应增加一些补养气血、滋阴、补阳气的温和食材。

新妈妈在这个阶段可以喝调和气血、促进乳汁分泌的鲫鱼汤，另外可以隔天服用一次滋补养血的乌鸡汤。在汤里可以放些活血化瘀的药材，帮助恶露排出。

1. 多吃补血食物

进入月子的第 2 周，新妈妈的伤口基本上愈合了，胃口也明显好转。这时可以开始多食补血食物，以调理气血。苹果、梨、香蕉能减轻便秘症状又富含铁质，动物内脏更富含多种维生素，是较完美的维生素补剂和补血剂。

2. 适当吃些催乳食物

宝宝长到半个月以后，胃容量增长了不少，吃奶量与时间逐渐建立起规律。妈妈的产奶节律开始日益与宝宝的需求合拍，反而觉得奶不涨了。如果有些妈妈担心母乳不够吃，这时可循序渐进，适当吃些催奶食物。

催奶不应该只考虑量，质也非常重要。产后适当多喝一些鸡汤、鱼汤、排骨汤、豆腐汤等，确实可促进乳汁分泌，但同时也要吃肉，因为主要营养都在肉里，只喝汤不吃肉会影响身体对营养的摄取。

3. 宜补充钙质

哺乳期间新妈妈体内所需要的矿物质与孕期准妈妈相似，主要以钙、磷为主。特别是产后哺乳的妈妈，每天需摄取足够的钙，使分泌乳汁中含有足够的钙。新妈妈乳汁分泌量越大，对钙的需要量就越大。

母乳喂养的新妈妈，产后乳汁中的钙往往会消耗过多。这时，如不补充足量的钙就会引起腰酸背痛、腿脚抽筋、牙齿松动、骨质疏松等“月子病”，还会导致宝宝发生佝偻病，影响身体的各项发育。

为了满足宝宝发育需要，产后妈妈应及时补钙，可多吃些乳酪、海米、芝麻或芝麻酱、西蓝花等，在家里也要争取多晒太阳。

4. 宜去水消肿

新妈妈伤口已稍微复原，紧接着就需要考虑恢复身材的瘦身计划，这需要分步进行。第2周主要是解决“虚胖”的现象，身上囤积的似乎不是脂肪，而是恼人的“水”，因此去水消肿也就成为产后妈妈初期保健的一个重要任务，应多补充些利于消肿的食物。

5. 宜每天摄入适量水分

人体所有的生化反应都必须溶解在水中才能进行，当然废物的排出也必须透过水溶液才能有效排出。当水喝得少的时候，人体内的代谢废物无法完全清除，积存在体内会毒害身体细胞。所以在产后，一定要多增加水分的摄取。另外哺乳妈妈饮水量不足时，就会使乳汁分泌量减少。由于产后新妈妈的基础代谢较高，出汗再加上乳汁分泌，需水量高于一般人，故应多喝水。

6. 宜吃海产品补碘

新妈妈对碘元素的需求量高于其他人群。哺乳期间，新妈妈碘缺乏会影响胎儿的脑发育，导致不可逆转的智力损害，科学补碘至关重要。在食用合格碘盐、增多蛋白质摄入的基础上，应调整菜谱，多吃些海带、紫菜、鲜带鱼、蚶干、干贝、海参、海蜇、龙虾等海产品。缺碘地区的哺乳妈妈除了在饮食上注意补碘外，还应坚持食用加碘盐，加强补充碘。

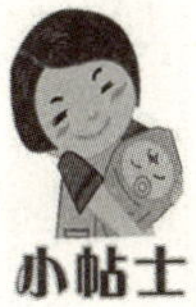

身体虚弱的新妈妈，食用紫菜时最好加些肉类食品来减轻其寒性。

7. 宜每天补铜

铜能维持神经系统的正常功能，并参与多种物质代谢的关键酶的功能发挥，哺乳妈妈要注意合理摄取铜。由于铜在人体内不能存储，所以要每天摄取。补铜的途径最好以食物为主，如动物肝脏、水果、海产品、紫菜、巧克力中都含有较丰富的铜，粗粮、坚果和豆类等也是较好的铜来源。

8. 宜多吃蔬菜和水果

蔬菜和水果富含维生素、矿物质和膳食纤维，可促进肠胃道功能的恢复，增进食欲，促进糖分、蛋白质的吸收和利用，特别是可以预防便秘，帮助新妈妈达到营养均衡。不少人认为蔬菜、水果水气大，产后妈妈不能吃。其实蔬菜水果如果摄入不够，易导致大便秘结，医学上称为产褥期便秘症。

9. 宜多吃豆制品

豆制品已被世界公认为是健身益智的最佳食品。它不但味道鲜美，而且对大脑发育有着特殊功能。大豆就是我们平时所说的黄豆，它所含的蛋白质很高，更主要的是，大豆是不多的富含优质蛋白的植物性食物。所以，哺乳妈妈要多吃豆制品，既提供优质蛋白，又没有动物性食物中较多的饱和脂肪。

10. 宜适量吃山楂

一些新妈妈往往由于劳累过度，导致食欲不振、口干舌燥、饭量减少，如果适当吃些山楂，能够增进食欲，帮助消化，有利于身体康复。另外，山楂有散瘀活血作用，能辅助排出子宫内的瘀血，减轻腹痛。

11. 不宜食过多肉类

肉类富含优质蛋白，是保证新妈妈乳汁质量的重要食物，但应科学进食，不宜食过多。这是因为吃太多的肉类，一来相应脂肪摄入会大大增加；二来过量的蛋白质不能全部被人体所消化吸收；三是肉类摄入过量会导致能量摄入过量，使新妈妈的体重增加过多，导致肥胖和血脂升高。所以，应该适量摄入各种肉类。

三、美味月子餐推荐

红枣猕猴桃饮

原料：猕猴桃 50 ~ 100 克，红糖 3 克，红枣 25 克。

做法：枣洗净去核，猕猴桃去皮切片，将枣与猕猴桃放入锅中加适量清水用大火烧沸，再用文火炖 15 分钟，放入搅拌机，加入红糖打匀即可。

功效：月子里常吃红枣和红糖的妈妈可品尝一下有猕猴桃味道的糖水，会感觉很清爽，有利于促进铁质的吸收，但必须趁热喝。

花生奶露

原料：花生 180 克，冰糖，大米。

做法：花生洗净控干水，米洗净用沸水泡半小时，加入花生及清水，用搅拌机搅打成极碎的蓉，煮开适量水，加入冰糖，待水煮开时，不停搅拌至糊状即可。

功效：含丰富蛋白质，可养血通乳。

火腿粥

原料：火腿，小米，姜末，猪油，葱花，胡椒粉。

做法：将火腿刮洗干净切成细丁，米洗干净。锅置火上放适量清水，水沸后加入米，煮至半熟时，加入火腿、姜末、猪油，续煮至粥成，用精盐调好味，再撒上葱花、胡椒粉即可。

香蜜茶

原料：蜂蜜 80 克，香油 35 克。

做法：将一杯开水晾凉，把香油和蜂蜜混合均匀，加入凉开水调服。

功效：此茶润肠增津，滑肠通便，对产后肠道津枯便秘者有一定疗效。

核桃炒猪腰

原料：去皮核桃仁 20 克，猪腰 2 只，枸杞 5 克，西芹 50 克，生姜 10 克，花生油 500 克（实耗 30 克），盐 2 克，白糖 1 克，湿淀粉适量，绍酒 3 克，麻油 1 克。

做法：将核桃仁用花生油炸至刚熟，捞起备用；猪腰切成丁，用绍酒腌好；枸杞用水泡透；西芹去外皮切成丁；生姜切成小片。锅内烧水，待水开后放入猪腰丁，用中火稍烫，倒出洗净。另烧锅下油，放入西芹丁、生姜、枸杞，炒至快熟时加入猪腰，调入盐、白糖，炒透，用湿淀粉勾芡，淋入麻油，放入炸好的核桃仁即可。

功效：核桃营养价值高，富含蛋白质和维生素 E 等，有补血养气、补肾填精等功效。此菜可滋补肝肾，强腰壮体，有助于改善排恶露时腰酸背痛的症状。

三丝银耳

原料：银耳 20 克，猪瘦肉丝 100 克，火腿丝，鸡肉丝各 50 克，姜丝 10 克，蛋清、盐、黄酒、淀粉、香油各适量。

做法：将银耳放入温水中泡开，加水蒸1小时。猪瘦肉丝和鸡肉丝分别加盐、黄酒、淀粉和蛋清拌和。油烧至五成热爆香姜丝，加入猪瘦肉丝和鸡肉丝翻炒。炒至肉丝变色时倒入银耳、火腿丝及少许水，加盐调味后煮沸，用淀粉勾芡并淋上香油即可。

功效：猪肉、火腿和鸡肉都是高蛋白食品，且吸收率也较高，而蛋白质是乳汁的重要成分。三丝银耳具有补虚增乳的作用，除能佐餐外，也可作为点心单独食用。

红枣鸡蛋汤

原料：鸡蛋2个，红枣10枚，米酒，醋。

做法：红枣洗净、去核。鸡蛋打入碗内，加入米酒、醋和适量清水搅匀，然后放入红枣，将调好的蛋汁隔水蒸20分钟即可。

功效：此汤有补气养血、收敛固摄的功效，可用于防治产后气虚、恶露不尽等症状。

绿菠猪肝汤

原料：菠菜200克，猪肝80克，豆腐100克，枸杞3克，生姜10克，植物油18克，盐8克，绍酒3克。

做法：将上述原料全部洗净，再将猪肝、豆腐、生姜切片。锅内下油，烧热后放入姜片炝香锅，注入适量清汤，用中火烧开后投入菠菜、枸杞，煮至六成熟后，加入猪肝，调入盐，煮透入味即可出锅。

功效：猪肝营养价值高，富含维生素A和维生素B_2等，有补血保健的功效，菠菜同样是补血食物，该食谱美味营养。

口蘑腰片

原料：猪腰100克，茭白100克，口蘑50克，葱花5克，姜4片，黄酒10毫升，盐，淀粉，香油各适量。

做法：猪腰对剖，去掉腰臊，切花刀，洗净，沥干水分后，加黄酒、盐和淀粉拌匀待用。茭白和口蘑洗净，切片。锅中油烧至五成热时爆香姜片，放入猪腰花滑炒，再放入茭白片和口蘑翻炒，加入黄酒和盐，待沸后淋上香油撒上葱花即可。

功效：猪腰营养价值高，富含蛋白质、脂肪、碳水化合物、钙、磷、铁和维生素等，有健肾补腰、和肾理气等功效。该食谱美味营养，有利于产后补血。

青木瓜排骨汤

原料：肋排250克，青木瓜100克，盐，嫩姜片，葱花，黄酒各少许。

做法：猪肋排切成小块用水氽烫；青木瓜切成小块备用；将水烧开放入肋排、青木瓜、黄酒、嫩姜片和盐，用大火烧开后转小火煮25分钟，撒入葱花即可。

功效：肋排营养价值高，富含钙质、铁质及蛋白质，有维护骨骼健康的功效。木瓜可促进乳汁分泌。此汤是一道不错的产后滋补汤品。

西红柿烧豆腐

原料：西红柿300克，豆腐3块，植物油50克，酱油50克，精盐3克。

做法：西红柿洗净切片，豆腐切成骨排大小；锅中热油爆香葱花，再放入西红柿翻炒出汁，然后加入豆腐、盐，翻炒几下即可。

功效：豆腐可降低胆固醇，强化骨质。西红柿可预防衰老。

清炒油麦菜

原料：油麦菜，植物油，葱，食盐，蒜末。

做法：将油麦菜洗净切成段；坐锅点火，待油热后葱姜煸出香味，加入油麦菜翻炒，再倒入蒜末即可。

功效：油麦菜具有降低胆固醇、治疗神经衰弱、清燥润肺、化痰止咳等功效，是一种低热量、高营养的蔬菜。

珍珠三鲜

原料：生鸡胸肉，胡萝卜丁各100克，鸡蛋清20克，嫩豌豆25克，西红柿丁20克，黄酒20克，淀粉牛奶芡汁，鸡油15克，肉汤300克，食盐5克。

做法：鸡胸肉剁成泥，与蛋清混合拌匀，淀粉和牛奶调和成芡汁。将肉汤煮开放入豌豆、胡萝卜丁和西红柿丁。待肉汤滚沸后离火，用筷子把鸡肉泥从碗边一点点拨进锅，每块鸡肉泥都要和豌豆大小一样，拨完后将汤烧开，最后将淀粉牛奶芡汁倒入锅中勾芡，放盐和黄酒煮开即可。

功效：这道菜很适合产后气血双亏、脾胃功能不健、食欲较差的新妈妈食用，可开胃增食、补气养血，促进产后康复。对于肝血不足、视力较差的妈妈更为适宜。

清炒圆白菜

原料：圆白菜，花椒，姜片，蒜，糖，醋，盐。

做法：将圆白菜撕成大片，洗净沥干。锅烧热下油，可比平时炒菜时多放些油。油烧至7成热时（有烟起），放入花椒爆香，下姜片、蒜片爆香，下圆白菜翻炒至断生，下糖、醋、盐调味起锅。

功效：圆白菜含有丰富的维生素C、维生素E、茁胡萝卜素等，总的维生素含量比番茄多出3倍，因此，具有很强的抗氧化作用。圆白菜富含叶酸，贫血患者应该多吃。

荔枝红枣汤

原料：荔枝干7只，红枣7只，红糖适量。

做法：将荔枝去壳，与红枣一起放入小锅内，加水上火，焖煮成汤，再加红糖稍煮即成，饮汤食果。

功效：荔枝有补脾益肝、悦色、生血养心的功效；红枣有安中益气作用。二者同煮成汤有补血作用。

黄酒蒸虾

原料：鲜虾500克，黄酒，葱，姜，盐。

做法：葱洗净，切成葱花，姜去皮、洗净、切成细丝待用。虾洗净，剪去须脚，将水分沥干，再把黄酒、盐、姜丝、葱花加少许水一同放入大碗中，上笼蒸15分钟即可食用。

功效：此菜含有大量的钙，还含有磷、铁、蛋白质等，能够帮助产后新妈妈补充钙质，对产后通乳也有一定功效。

橘瓣银耳羹

原料：干银耳10克，橘瓣100克，白糖150克，水淀粉10克。

做法：将银耳放在碗内，加清水浸泡，涨发后去掉黄根、杂质，洗净。锅置火上，放入清水150克，下银耳，烧开后转小火，盖严锅盖，煮至银耳软烂，加白糖、橘瓣，用水淀粉勾薄芡即成。

功效：此羹含丰富的蛋白质、脂肪、碳水化合物、钙、磷、铁、胡萝卜素和维生素 B_1、维生素 B_2、维生素C及烟酸等多种营养素。产妇食用既有补益作用，还可开胃，促进食欲，对呕逆食呆有辅助疗效。

麻油腰花

原料：猪腰2个，带皮老姜5片，麻油40毫升，水300毫升。

做法：将猪腰子洗净后切成两半，把里面的白色尿腺剔出；将清理干净的猪腰子在表面斜切数条裂纹后，切成三厘米宽的小片；麻油以大火烧热，放入姜片后改转小火爆至褐色，但不能焦黑；转大火，放入猪腰片炒至变色；加入清水煮开，马上熄火，趁热吃。

功效：促进新陈代谢，促进收缩骨盆腔及子宫。

归芪猪心

原料：猪心200克，带皮老姜5片，当归3片，黄芪3片，麻油35毫升，水300毫升。

做法：将当归、黄芪于水中煮开，转文火煮40分钟取汁备用；猪心洗净切成半厘米厚度的小片；麻油以大火烧热，放入姜片后改转小火爆至褐色，但不能焦黑；转大火，放入猪心炒至变色；放入之前做好的当归、黄芪汤汁，煮开，熄火，趁热吃。

功效：促进睡眠，养气补血。

冬瓜鲤鱼汤

原料：嫩冬瓜100克，鲤鱼1条（约400克），枸杞3克，生姜10克，上海青20克，绍酒。

做法：将嫩冬瓜去皮、去籽切成丝，鲤鱼处理干净，生姜切丝，上海青洗净。锅内烧油，投入鲤鱼，用小火煮透，下入姜丝、绍酒，注入适量清汤，煮至汤质发白。加入冬瓜丝、枸杞、上海青，调入盐、胡椒粉，续煮7分钟即可食用。

功效：此菜有补脾益胃、利水消肿的作用，第2周的新妈妈最适宜食用。

韭菜炒虾皮

原料：虾皮30克，韭菜300克，盐、食用油。

做法：把韭菜择洗干净，将水沥干，切成2厘米长的段。将虾皮清洗干净，把多余的水分挤出去。把锅放在火上，将油放入锅内烧热，把虾皮放入锅内先炸一下，随后将韭菜、盐放入锅内，加少量水，翻炒几下，出锅即可食用。

功效：此菜营养丰富，尤其含钙量高，还含有维生素C和纤维素，对产后妈妈和母乳喂养的新生儿预防缺钙有很大帮助。

虾子烧莴笋

原料：虾子50克，莴笋350克，油5克，绍酒，酱油，白糖，盐各1小匙，葱，姜片各少许，淀粉适量。

做法：将莴笋去根、叶、皮，切片，下入沸水锅中焯烫透，捞出沥净水分备用。炒锅上火将油烧热，下入虾子、葱、姜炝锅，烹绍酒，放入莴笋翻炒，再放入白糖、酱油、盐，添少许汤，烧至入味，用水淀粉勾薄芡，淋明油，出锅装盘即可。

功效：虾皮可以补钙，常食会增加营养。

鸭丝炒豆芽

原料：烤鸭脯肉250克，绿豆芽300克，香油30克，盐4克，醋，姜末各3克，花椒2克。

做法：将烤鸭肉切成丝；绿豆芽洗净，掐去根部。炒锅上火，放香油烧热，放入花椒炸煳后捞出；下姜末稍煸，放鸭丝、豆芽，烹醋，加盐，快速翻炒，至豆芽无生味时，关火，盛入盘中即成。

功效：此菜色泽鲜亮，清脆爽口，营养丰富，含有较多的蛋白质、脂肪、

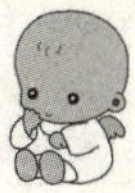

烟酸等多种营养素，尤其是铁的含量丰富，是孕产妇补充钙的良好来源，同时还能增强抗病能力。

肉末蒸蛋

原料：鸡蛋，精盐，瘦猪肉，酱油，葱末，淀粉。

做法：将鸡蛋打入碗内搅散，放入精盐、清水（适量）搅匀，上笼蒸熟。选用三成肥、七成瘦的猪肉剁成末。锅放炉火上，放入食油烧热，放入肉末，炒至松散出油时，加入葱末、酱油及水（适量），淀粉用水调匀勾芡后，浇在蒸好的鸡蛋上面即成。

功效：鸡蛋及猪肉均有良好的养血生精、长肌壮体、补益脏腑之效，尤其是维生素 A 含量高，除对产妇有良好的滋补之效外，对维生素 A 缺乏症也有很好的治疗作用。

温拌肉丝菠菜

原料：菠菜，胡萝卜，香菜，猪肉，花椒面，酱油，醋，精盐，蒜泥。

做法：菠菜洗净开水焯一下，捞出用手轻轻攥去水分，切成段入盘。胡萝卜切成细丝开水焯一下，捞出控去水分，放菠菜段上。香菜切成末，放在菠菜段上。将猪肉切成细丝，备用。锅内放入油，油热下肉丝快速煸炒，加入花椒面、酱油，即刻出锅，倒入盘里。将醋、精盐、蒜泥加入，调拌均匀，即可食用。

功效：菠菜含有大量的叶酸，可为产妇提供丰富的维生素和矿物质。菠菜中含有大量的抗氧化剂，如维生素 E 和硒元素等，具有抗衰老、促进细胞增殖的作用，既能激活大脑功能，又可增强青春活力。同时菠菜具有皂角苷和良质的纤维素，能刺激肠胃、胰腺的分泌，既助消化，又润肠道，有利于大便顺利排出体外。产妇食用可有效预防产后便秘。除此之外，菠菜含铁量非常高，有补血的功效，产妇在分娩过程中失血，食用菠菜是一个可行的补血方式。但需要注意的是，食用菠菜前要先用开水焯一下，焯掉里面的草酸，因为草酸会阻碍钙的吸收。

鸡丝汤面

原料：鸡肉，香菜，紫菜，葱花，姜末，盐，面条。

做法：将炖好的熟鸡肉用刀切丝或用手撕成细丝，香菜择洗干净，切成3厘米长的段；紫菜洗净，用手撕成小块；现煮熟的面条分别盛入碗内。锅置火上放油烧至七成热，下葱花、姜末炝锅，煸出香味后，倒入鸡汤烧开，撇去浮沫，加盐，调好口味，撒入香菜、紫菜拌匀，淋香油，分别舀入面条碗内，再把鸡肉丝放在面条上即成。

功效：补虚益智。

骨汤烩酿豆腐

原料：油豆腐，虾仁，鸡茸，骨头汤，小油菜。

做法：虾仁剁碎，与鸡茸一起调配成馅料，塞入切小口、部分去瓤的油豆腐中；骨汤烧开，下入油豆腐，用小火煮，稍加盐调味；最后加入小油菜点缀，食用时少加些米醋。

功效：本菜中几种主要原料都是很好的补钙食品，煲过之后清淡不油腻，风味诱人，非常适合哺乳妈妈享用。

第四章

产后第3周怎么吃

要点提示

※本周食补重点是催乳。食补催乳不仅安全有效，而且还能兼顾美容，对于新妈妈来说可是必不可少的一环。

※适当运动，有利于产后健康的恢复。

※本周恶露基本排净，正式进入滋补阶段。

一、新妈妈的身体状况

产后第3周，新妈妈的身体有了很好的恢复，下床活动的时间也多了，在这时，可以做些力所能及的事，同时还要注意休息，还可以利用月子期的合理饮食和健康生活方式，改善气喘、怕冷、掉发、便秘、易疲劳等问题，以保障顺利度过月子的后半期。

乳房：乳房肿胀感逐步减退，乳汁由清淡渐渐浓稠起来。每天哺喂宝宝的次数增多，会有溢乳的现象产生，新妈妈要将湿乳垫及时更换掉，不要等乳垫硬了再换。

肠胃：通过产后前两周的调整和进补，胃肠已基本恢复到正常状态，食欲也恢复到从前，饿的感觉时常出现。新妈妈在饮食上也有了更多的选择。

子宫：子宫收缩基本完成，已回到骨盆内的位置，最重要的是子宫内的积血快完全排出了。

恶露：正常的恶露中不再含有血液或者只有少量血液，取而代之的是大量白细胞、退化脱膜、表皮细胞和细菌。这个时候恶露变得黏稠，色泽较白，所以称为白色恶露。白色恶露将持续三周排净。

二、饮食调养方案

经过第 1 周的“排泄”及第二周的“收缩”后，恶露基本排干净，身体也有了一定的恢复。第三周的食补重点是滋补：补充营养、恢复体力，可以吃一些温补的食物或补品，以促进血液循环，帮助恢复体力。从第三周开始，哺喂母乳的新妈妈每天需要消耗较多的热量，这时还要摄取充足的蛋白质，提升母乳的营养。

1. 宜以催乳为主

宝宝的胃口不断增大，小家伙总是把新妈妈的乳房吃得瘪瘪的，因此催乳成为妈妈当前进补最主要的目的。为了宝宝的健康成长，妈妈要适当食用催乳、通乳食材，给整个哺乳期提供保障。

2. 宜以补血为辅

虽然恶露已经排得差不多了，但毕竟这些天的大量失血，使产后妈妈的身体失去了一些活力，疲劳乏力、提不起精神等就是具体表现，适当补血，迫在眉睫。

3. 宜适量喝牛奶

牛奶被称为“白色血液”，是最好的天然食品。产妇多喝牛奶，既可以帮助身体恢复，又可以补充身体钙质。但要注意：牛奶属于不容易消化的食物。当产妇的肠道功能逐渐恢复了，可以喝适量的牛奶，刚开始少喝一点，然后每天逐渐增加量，慢慢达到正常量。这样就不会对肠胃造成负面影响。

4. 宜适当加强进补

分娩对新妈妈的身体造成了极大的损耗，不可能在短时间内完全复原，此时要注意加强进补，强健腰肾，避免以后的腰背酸痛及其他月子病。但仍不要过多食用燥热食物，否则可能会引起乳腺炎、尿道炎、便秘或痔疮等。从本周开始，可以适当地进食一些水果，但是必须要记住：不要进食性凉的水果，如梨、西瓜等，蔬菜的量也要开始增加，以防止便秘。

5. 宜适量喝点葡萄酒

红葡萄酒中含有丰富的铁，可以起到补血的作用，使脸色变得红润，对新妈妈非常有好处。同时，新妈妈在怀孕时体内脂肪的含量会有所增加，产后喝一些葡萄酒，其中的抗氧化剂可以防止脂肪的氧化堆积，对身体的恢复大有益处。

小帖士

哺乳期的新妈妈尽量在每次哺乳后喝葡萄酒，这样对新生儿不会有影响，但注意千万不要多喝。

6. 宜适度饮食

产后过量的饮食，让新妈妈体重增加，对于产后的恢复并无益处。如果是母乳喂养，宝宝需要的乳汁更多，食量可以比孕晚期稍增，最多增加 1/5 的量；如果乳汁正好够宝宝吃，则与孕晚期等量；如果是不能母乳喂养的新妈妈，食量和非孕期差不多就可以。

7. 宜按时定量进餐

宝宝经过 2 周的成长，吃奶、睡觉、拉便便都培养起了较有规律的作息时间，新妈妈要留心记录下来，掌握宝宝的生活规律，相应安排好自己的进餐时间，并根据宝宝吃奶量的多少，定量进餐。不要因为照顾宝宝太过于忙乱，而忽视了进餐时间。

8. 宜吃菠菜补血

菠菜含有丰富的维生素 C、胡萝卜素，以及铁、钙、磷等，能刺激肠胃、胰腺的分泌，既助消化，又润肠道，有利于大便顺利排出体外。产妇食用菠菜可有效预防产后便秘。

除此之外，菠菜含铁量非常高，有补血的功效。产妇在分娩过程中失血，食用菠菜是一个可行的补血方式。

小帖士

食用菠菜前要先用开水焯一下，焯掉里面的草酸，因为草酸会阻碍钙的吸收。

9. 宜吃山药抗疲劳

山药中含有氨基酸、胆碱、维生素 B_2、维生素 C 及钙、磷、铜、铁等，是新妈妈月子期滋补及食疗佳品。

山药含有淀粉酶、多酚氧化酶，有利于产妇的脾胃消化吸收；山药还含有皂甙、黏液质、胆碱、维生素 C 等营养成分以及多种矿物质，对于新妈妈消除孕期疲劳、恢复体力等都有很好的食疗作用。所以产后多吃点山药是不错的选择，特别是冬季养生更应该多吃山药。

10. 不宜过量盲目补钙

新妈妈由于要哺乳，所以补钙是必不可少的，但不能盲目地大量补钙。过量摄入钙，容易导致便秘，也可能会诱发泌尿系统结石，还有可能会影响宝宝的生长发育。因此，新妈妈补钙最好是在医生的指导下进行补充。

11. 不宜空腹喝酸奶

人的胃液酸碱度（PH 值）在 1 ~3 之间，空腹时的 PH 值在 2 以下，而酸奶中活性乳酸菌生长的酸碱度值在 5. 4 以上。如果在空腹时喝酸奶，乳酸菌很容易被胃酸杀死，其营养价值和保健作用就会大大降低。此外，酸奶不能加热喝，因为活性乳酸菌很容易被烫死，使酸奶的口感变差，营养流失。喝酸奶后要用水漱口，因为酸奶中的某些菌种含有一定酸度，特别容易导致新妈妈龋齿。

12. 慎食火锅

人们吃火锅时，习惯把鲜嫩的肉片放到煮开的开水中稍稍一烫即拿出来吃，短暂的加热并不能杀死寄生在肉片细胞内的弓形虫幼虫（寄生虫卵），可能使人受到传染，也给新妈妈造成危害。吃火锅会让新妈妈更加上火，尤其是哺乳的新妈妈，会使乳汁变得油腻和火性，宝宝吃了容易上火和腹泻。

三、美味月子餐推荐

奶汁鲫鱼汤

原料： 鲫鱼 1 ~2 尾，冬瓜，葱，姜，盐少许。

做法： 认真清洗鲫鱼，将葱姜改刀、冬瓜切小片；鱼下冷水锅，大火烧开，加葱姜，后改小火慢炖；当汤汁颜色呈奶白色时下入冬瓜，并调味，稍煮即可。

功效： 鲫鱼汤是补气血、通乳汁的传统食疗方，也可以鲤鱼、鲢鱼替代；

冬瓜具有利水作用，同样利于乳汁分泌。

酸菜猪手煲

原料：猪手一只，川酸菜，花生及调味料适量。

做法：先将猪手斩开，放入开水中氽烫5分钟，捞出沥干；在煲中加冷水和各种原料，用大火煮30分钟后改小火慢炖1小时，最后加盐调味。

功效：花生与猪手都能够补血和通乳，是妈妈产后补身的上品，再加上一些川酸菜，就会使这道菜的口感鲜美异常，有助于提高产后体弱妈妈的食欲。

蒸酿豆腐角

原料：豆腐，虾肉，鸡蛋，盐，糖，生粉，葱姜等调味料。

做法：先将豆腐切1~2厘米厚的片，炸熟后剖开一侧，挖出少许瓤，做成酿豆腐；虾肉切碎，用蛋清、生粉、盐、糖等调制后塞入豆腐中；将酿豆腐蒸10分钟，而后勾芡汁淋在上面。

功效：虾肉具有通乳功效，它和豆腐一样含有大量的蛋白质和钙。蒸酿豆腐角口味软嫩、鲜香，还含有适量脂肪，非常适合新妈妈产后补养的需要。

鲫鱼炖鸡蛋

原料：鲫鱼2条（约500克），鸡蛋1个，生姜丝5克，精盐6克，植物油15克。

做法：将鲜活鲫鱼去鳞、鳃、内脏，用清水洗净，在鱼身两侧划几道斜刀花；煲置火上，放入适量清水，旺火烧开，下鲫鱼及精盐5克，烧1分钟左右，连汤盛入碗内；鸡蛋磕入碗内，加清水125克、精盐1克，搅打均匀，上笼蒸至凝固，取出，随即将鲫鱼放上，浇入煮鱼原汤，撒上姜丝，淋上植物油，再放蒸笼里，上火蒸5~10分钟，即可取出食用。

功效：鲫鱼为高蛋白、低脂肪食品，含游离氨基酸、蛋白质、维生素A、维生素B_1、维生素B_2、烟酸、钙、钠、铁、磷等，具有补中益气、利湿通乳的功效。鲫鱼与滋阴润燥、养血息风的鸡蛋共制成菜，具有生精养血、补益脏腑、下乳催奶作用。妇女产后食用，既可增进乳汁分泌，又能促进母体恢复，相得益彰。

当归羊肉羹

原料： 当归15克，羊肉100克，生姜3片，面粉150克，食盐，葱少许。

做法： 羊肉用开水洗净，去膻味，切片；生姜、葱洗净，将羊肉片、姜（洗净切片）、葱（去皮洗净，切成葱花）同时放入锅内，加水适量，放入盐拌匀，煲2~3小时。

功效： 此羹补血虚，温脾胃，用于腹中冷痛、妇女产后虚寒腹痛等症。

花生米炖猪蹄

原料： 花生米150克，猪蹄250克，胡椒粉2克，料酒10克，盐3克，姜片10克，葱段10克，肉汤适量。

做法： 将花生米去杂洗净；猪蹄洗净、去毛后，放沸水中氽一段时间捞出。锅置火上，放入猪蹄、花生米、料酒、盐、胡椒粉、姜、葱、肉汤，旺火烧开，文火炖至肉熟烂，拣出葱、姜即成。

功效： 花生米含较高的蛋白质、脂肪、氨基酸、卵磷脂和多种维生素，具有补血健脾、润肺化痰、止血增乳、润肠通便的功效，配以补血通乳的猪蹄，常用于产后少乳，或体虚、贫血。

猪蹄鸡骨汤

原料： 猪排骨200克，猪蹄1只，鸡骨200克，香菜10克，姜末，葱花，料酒，食盐各适量。

做法： 排骨、猪蹄、鸡骨洗净，剁块，同放锅中；加水适量，大火烧沸，去浮沫，加姜末、料酒、食盐；改小火煮至汤呈乳白色时，加香菜、葱花即成；佐餐服食，吃肉喝汤。

功效： 可健脾益气、补肾益精、通乳下气，适用于产后体虚、乳少。

猪蹄茭白汤

原料： 猪蹄250克，茭白（切片）100克，生姜2片，料酒，大葱，食盐各适量。

做法： 猪蹄于沸水烫后刮去浮皮，拔去毛，洗净，放净锅内。加清水、

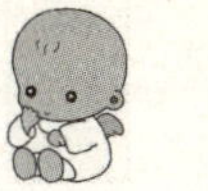

料酒、生姜片及大葱，旺火煮沸，撇去浮沫，改用小火炖至猪蹄酥烂。最后投入茭白片，再煮5分钟，加入食盐即可。

功效：益髓健骨，强筋养体，生精养血，催乳。可有效地增强乳汁的分泌，促进乳房发育，适用于妇女产后乳汁不足或无乳等。

胡萝卜排骨

原料：排骨200克，胡萝卜100克（约1根），带皮老姜3片，麻油20毫升，水600毫升。

做法：将排骨在开水中汆烫变色后，沥干备用；麻油以大火烧热，放入姜片后改转小火爆至褐色，但不能焦黑；将胡萝卜、排骨放入锅中翻炒10秒钟，加入清水转大火煮开后转文火炖煮50分钟即可。

功效：提高免疫力，增强抵抗力。

麻油鸡

原料：鸡半只，带皮老姜7片，麻油45毫升，水450毫升。

做法：鸡肉洗净切成块状，老姜洗净切成薄片；麻油以大火烧热，放入姜片后改转小火爆至褐色，但不能焦黑；转大火，放入鸡块炒至鸡肉约七分熟；将水由锅四周往中间淋入，加盖煮滚后，转小火煮30~40分钟即可。

功效：滋补营养，恢复体力，是产后极佳的调养品。

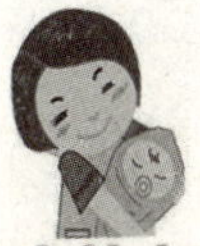

小帖士

麻油鸡所用的鸡肉最好是找到“老”的土鸡，母的最佳，而且最好用全鸡，要全内脏的（去胆即可）。在超市买的鸡腿、鸡翅膀等部分，都不宜制作麻油鸡给坐月子的妇女食用。

竹荪干贝鸡

原料：鸡半只，带皮老姜7片，竹荪7克，干贝10粒，麻油45毫升，水450毫升。

做法：鸡肉洗净切成块状，老姜洗净切成薄片；麻油以大火烧热，放入姜片后改转小火爆至褐色，但不能焦黑；转大火，放入鸡块炒至鸡肉约七分熟；加水、竹荪、干贝同煮，加盖煮滚后，转小火煮30分钟即可。

功效：调养身体，恢复体力。

山药炖鸡

原料： 鲜山药 80 克，鸡半只，带皮老姜 7 片，麻油 45 毫升，水 450 毫升。

做法： 将材料洗净沥干；鸡肉洗净切块，山药洗净切成小块；将油倒入锅中大火烧热，转小火，放入老姜爆至褐色，但不要焦黑；转大火，放入鸡块炒至鸡肉约七分熟；加水、山药同煮，加盖煮滚后，转小火 45 分钟即可。

功效： 补肾强腰、滋阴养颜、调节肠胃。

当归排骨

原料： 排骨 150 克，带皮老姜 5 片，当归 3 片，黑麻油 35 毫升，水 350 毫升。

做法： 排骨切成小段，汆水至变色备用；将油倒入锅中大火烧热，转小火，放入老姜爆至褐色，但不要焦黑；转大火，加水及排骨、当归煮开，转小火炖煮 45 分钟即可。

功效： 活血补血。

首乌炖鸡

原料： 鸡半只，带皮老姜 5 片，龙眼肉 3 枚，制何首乌 3 片，枸杞 8 粒，麻油 35 毫升，清水 450 毫升。

做法： 将材料洗净；麻油以大火烧热，放入老姜片后改转小火爆至褐色，但不能焦黑；转大火，将鸡块倒入炒至七分熟；加入何首乌、龙眼肉、枸杞及清水煮开后，转小火煮 35 分钟即可。

功效： 补肝、益肾、养血、美颜等。

药膳炖鸡

原料： 鸡半只，药膳 1 包（当归 6 克、党参 6 克、黄芪 10 克、甘草 4 克、陈皮 4 克、柴胡 4 克、升麻 2 克、红枣 7 粒），胡麻油 25 毫升，水 450 毫升。

做法： 将药膳包于水中煮开，转文火煮 25 分钟取汁备用；鸡肉洗净切成块状，老姜洗净切成薄片；麻油以大火烧热，放入姜片后改转小火爆至褐色，但不能焦黑；转大火，放入鸡块炒至鸡肉约七分熟；放入先前煮的汤汁煮开，再转小火煮45分钟即可。

功效： 补充体力、补气、补血。

清炖花生猪脚

原料： 花生（未调味的、自己煮、去皮去芽）45克，虾米（无调味、新鲜带壳的虾）25克，猪脚约150克，带皮老姜适量，去柄香菇8克，麻油30毫升，水450毫升。

做法： 香菇要泡在10倍量的水中泡软、切丝备用；花生放入水中滚开，稍凉趁热将膜去掉剥成两半，去掉胚芽；麻油加热后，放入老姜爆透，取出备用；将猪脚放入锅内炒至外皮变色取出备用；放入花生炒一会儿，放入猪脚、老姜，最后加香菇、虾及水；加盖烧滚后，装入炖锅慢炖约8小时。

功效： 到了第3周奶水不足或清淡的产妇，可适量食用花生猪脚补充奶源。

三鲜豆腐

原料： 白豆腐500克，水发海参，鸡蛋清各20克，虾仁100克，冬笋50克，鸡蛋35克，香菜25克，面粉，葱花，姜丝，精盐各3克，香油5克，酱油15克，花生油50克，鸡汤200克，太白粉。

做法： 将海参、冬笋拣好，洗净，切成蚕豆丁大，用开水汆过，放入碗中。将虾仁洗净，切丁，用适量蛋清、太白粉及适量精盐拌好，用温油滑透，捞出待用。将豆腐切成7厘米长、3厘米宽、1.5厘米厚的长方块，用热油炸成金黄色后捞出，从其上面各取一薄片，下面的一片揪成桶状，然后将海参、冬笋及虾仁丁加入适量精盐、姜末、香油拌匀，分别填入豆腐内，再用掺入蛋黄的少许面粉抹在切下的豆腐片上，将豆腐盖封好，上笼蒸10分钟后取出，滤出汤汁，排入盘中。在炒锅中加入鸡汤、调味料，煮沸，加入太白粉勾成薄芡，淋在豆腐上，加入香油，撒上事先切好的香菜即可食用。

功效： 补养气血、生津去燥、宽中理气、清热解毒、壮骨生精。由于含高蛋白，对于产后身体康复极为有利，对于剖宫产者既可补充营养，又因其清热解毒之功效而可预防感染；对于产妇乳母兼有气血两虚、津枯便秘、中焦气滞、肝热胃火所引起的干眼病、牙龈肿痛等有治疗作用。

糟鱼肉圆汤

原料：青鱼中段400克，肥瘦猪肉200克，蛋清1份，冬笋，水发冬菇各25克，豆苗，精盐，干姜粉各5克，料酒，葱汁，姜汁各50克，鸡油10克，香糟。

做法：青鱼洗净，切成5厘米长、2厘米宽的长方块，加少量精盐拌匀，腌半小时，随即将香糟用料酒调稀后，倒入鱼块内拌和，腌2小时待用。冬笋切成5厘米长、0.5厘米厚的片状。冬菇去蒂，洗净泥沙。肥瘦肉剁成肉末，放在碗内，加入精盐、葱姜汁、蛋清拌匀搅上劲，再加入干姜粉拌和待用。将砂锅置于炉上，倒入清水（约750克），随即将鱼块和笋片、冬菇一起下锅，加入精盐，待烧开后，端锅离火，将拌好的肉泥做成肉圆，一面做一面放入锅内，制毕后起锅再置炉上，用小火滚烧5分钟左右，撇去浮沫，放入豆苗烫热后，淋入鸡油，即可起锅食用。

功效：养血益气、滋阴生津、清热除烦、健脾通乳、利水消肿，对于产妇有良好的补益作用，若兼产后有水肿，食之有促进水肿消除之效。本品主要特点在其营养成分较为全面均衡，荤素兼顾，食之不会导致营养成分偏倚。

第五章
产后第 4 周怎么吃

要点提示

※本周新妈妈身体全面恢复，可以恢复正常的一日三餐了。

※饮食上要坚持“低热量、少脂肪、高维生素”的原则。

※食补和产后操相结合能使身体恢复得更好。

一、新妈妈的身体状况

到了本周，新妈妈的腹部明显有了收缩，心情也变得轻快和舒畅。会阴侧切和剖宫产的新妈妈也不再觉得伤口疼痛，正是大补的绝好时机。如果身体情况恢复良好，从本周开始，可以适当做一些家务，但不可过分勉强，先试着做些轻微的家务，比如扫地、做饭等。

乳房：经过前三周的滋补和催乳，此时新妈妈的乳汁分泌已经增多，宝宝的饮食基本无忧。但同时，新妈妈也容易得急性乳腺炎等疾病，不可粗心大意，要时刻关注乳房健康状况。

肠胃：经过三周的补养和休息，胃肠功能逐渐好起来，此时可以增加补给。但注意不要给肠胃造成过重的负担。

子宫：产后第 4 周时，子宫大体复原。新妈妈应该坚持做产褥体操，以促进子宫、腹肌、阴道、盆地肌的恢复。

恶露：恶露持续的时间平均约为 21 天，时间较短的可以为 14 天，而时间较长的可以达到 6 周。一般在第 4 周就会彻底停止排出恶露，身体也恢复正常，可以进行盆浴了。很多产后的妈妈有恶露不尽的情况，要及时加强食补或向医生求教。

二、饮食调养方案

第四周是体质恢复的关键期，新妈妈从这周开始可以多吃一些能促进新陈代谢、去除多余脂肪的食物。因此，本周食补重点可多吃一些纤维素，有效地将毒素排出来，防止便秘的发生。蔬菜中的纤维素不仅可以帮助新妈妈促进食欲，还能吸收肠道中的有害物质，促进毒素排出。另外，蔬菜中大量的维生素对于新妈妈的精神恢复、避免抑郁也大有好处！

1. 宜以滋补为主

本周可是产后恢复健康的关键时期。无论是需要哺乳的新妈妈，还是不需要哺乳的新妈妈，都不可掉以轻心。新妈妈可以多进食一些补充营养、恢复体力的营养菜肴，尽快使身体各个器官逐渐恢复到产前的状态，正常而良好地工作，为满月后开始独立带宝宝打好身体基础。

2. 宜注意肠胃保健

新妈妈肠胃的功能，经过前三周的调养，虽然逐步恢复，但要避免受到过度的刺激，避免出现腹痛或者腹泻。注意三餐合理的营养搭配，让肠胃舒舒服服最关键。早餐可多摄取五谷杂粮类食物，午饭可以多喝些滋补的高汤，晚餐要加强蛋白质的补充。

3. 宜吃些杜仲

产后吃一些杜仲，有助于促进松弛的盆腔关节韧带的功能恢复，加强腰部和腹部肌肉的力量，尽快保持腰椎的稳定性，减少腰部受损害的概率。而且，杜仲还可减轻产后乏力、眩晕、小便频繁等不适。

4. 宜增加蔬菜食用量

在本周大补的同时，新妈妈也不要忽视蔬菜的补充。蔬菜中的膳食纤维和维生素不仅可以帮助新妈妈促进食欲，防止产后便秘的发生，还能吸收肠道中的有害物质，促进毒素排出。

5. 宜吃猪肝补血明目

猪肝的营养是猪肉的10倍，而且蛋白质含量很高，是产妇身体进补的最佳食物之一，可以多吃。猪肝中含有丰富的维生素A，具有维持人体正常生长和生殖机能的作用；能保护眼睛，维持正常视力，防止眼睛干涩、疲劳；猪肝中还具有一般肉类食品不含的维生素 C 和矿物质硒，能增强人体的免疫力，抗氧化，防衰老。

6. 宜吃鳝鱼补体虚

鳝鱼中含有丰富的 DHA 和卵磷脂，它是构成人体各器官组织细胞膜的主要成分，而且是脑细胞不可缺少的营养。鳝鱼中的维生素 A 含量很高，维生素 A 可以增进宝宝的视力发育。鳝鱼还有很强的补益功能，特别适宜身体虚弱、气血不足、营养不良的人食用。所以，对于结束生产的妈妈来说，鳝鱼是非常好的调养身体的食材。

7. 宜吃豆腐增食欲

豆腐营养丰富，含有铁、钙、磷、镁等人体必需的多种矿物质，还含有植物脂肪和丰富的优质蛋白，素有“植物肉”之美称。消化不良的新妈妈，可以吃些豆腐助消化、增食欲。

8. 宜吃苹果助安神

苹果营养丰富，热量不高，是产后新妈妈瘦身的好选择。丰富的钾有助于降血压；丰富的纤维等营养素可以防治便秘；含有磷和铁等元素，容易被肠壁吸收，有补脑养血、宁神安眠的作用。这对产后休息不好、精神紧张的新妈妈很有帮助。

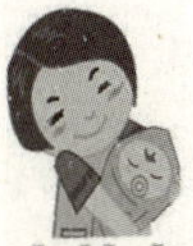
小帖士

苹果最好温着吃，不要直接吃凉的，更不要吃直接从冰箱里拿出来的。

9. 宜吃木耳防肥胖

黑木耳中含有丰富的纤维素和一种特殊的植物胶原。这两种物质能够促进胃肠蠕动，促进肠道脂肪食物的排泄、减少食物中脂肪的吸收，从而防止肥胖；同时，由于这两种物质能促进胃肠蠕动，防止便秘，有利于体内大便中有毒物质的及时排出。

10. 喝肉汤不宜过多

通常来说，新妈妈每天吃 2～3 个鸡蛋，搭配适当的瘦肉、水果、蔬菜、鱼肉，营养就够了。对于奶水充足的新妈妈来说，如果摄入过多的肉汤，会导致体内脂肪过剩，不仅体形不好恢复，而且会导致宝宝腹泻。这是因为奶水中会含有大量脂肪颗粒，宝宝难以吸收，易造成消化不良。

三、美味月子餐推荐

核桃花生豆浆

原料： 核桃，花生，黄豆，大米。

做法： 干黄豆预先泡好，将大米、花生、核桃和泡好的黄豆洗净一起放入打浆机打浆即可。

功效： 润肠通便、止血通乳、健脑。

枸杞小米豆浆

原料： 干黄豆 1/2 杯，干小米 1/3 杯，枸杞 10 颗。

做法： 干黄豆预先泡好，将干小米、枸杞和泡好的黄豆洗净放入打浆机中打浆即可。

功效： 滋补肝肾、生精养血、明目安神、滋阴润肺。

玉米小米豆浆

原料： 干黄豆，玉米渣，干小米。

做法： 干黄豆预先泡好，将干玉米渣、干小米和泡好的黄豆洗净放入打浆机打浆即可。

功效： 健脾和胃、利水通淋、益肺宁心。

牛奶麦片粥

原料： 麦片，牛奶，白糖。

做法： 麦片加适量清水浸泡 30 分钟以上。锅置火上，倒入麦片，用小火煮 20 分钟左右，加入牛奶，拌匀，煮 15 分钟，加入白糖搅匀即可食用。

功效： 有丰富的维生素 B、维生素 E 及矿物质，具有养心安神、润肺通肠、补虚养血及促进代谢的功用，是产后气虚之滋补佳品。

益寿银耳汤

原料：银耳，枸杞，龙眼，冰糖。

做法：银耳用温水泡涨洗净，入开水中氽一下，再用清水冲凉，上屉蒸熟。枸杞洗净上屉蒸熟；龙眼肉切丁。将1500克水烧沸，加入冰糖，待溶化后，下入银耳、枸杞、龙眼，煮沸片刻即可。

功效：此汤补肾强身，养阴润肺，是产妇体虚的滋补汤菜，有利于身体早日恢复健康。

藕汁饮

原料：新鲜白嫩的藕1根，白糖20克左右。

做法：莲藕清洗干净，用榨汁机榨取藕汁，冷藏后备用；每天可以从冰箱中取出适量的藕汁，放入适量的白糖搅拌均匀让产妇饮用。

功效：藕汁具有清热凉血以及活血止血的作用，最适合产后恶露不尽的产妇饮用。这款月子食谱不仅可以改善恶露不尽的症状，同时还可以帮助产妇有效预防上火。

鸡子羹

原料：鸡蛋3个，阿胶30克，米酒100克，精盐1克。

做法：鸡蛋打入碗里，均匀地打散后备用；阿胶打碎放在锅里浸泡，同时放入适量的米酒和清水，用小火炖煮；等到阿胶煮化后再倒入准备好的鸡蛋液，同时放入一点点盐调味，最后继续煮几分钟后即可食用。

功效：鸡蛋中的营养非常丰富，是月子里最佳的补益品之一；而阿胶具有补血、止血的作用，对抑制子宫出血具有很好的辅助作用。这款食谱不仅具有养身止血的作用，尤其是对恶露不尽更具有一定的调理功效。

山楂红糖饮

原料：新鲜山楂30克，红糖30克。

做法：山楂清洗干净，去核后切片晾干，备用；锅中放入适量的清水，放入山楂片后，用大火将山楂煮至烂熟；最后放入适量红糖，继续稍煮片刻后即可出锅饮用。

功效：在产后的坐月子期间应该多吃些山楂，因为它不仅能够帮助产妇增进食欲、促进消化，还可以散瘀血，再加上红糖补血益血的功效，对恶露不尽同样具有很好的治疗作用。

金针木耳猪肝汤

原料：金针30克，木耳30克，红枣12粒，猪肝200克，水5碗，盐半茶匙。

做法：猪肝洗净切片；木耳浸发，切除根蒂（根蒂有沙泥）；将金针、红枣（去核）、木耳洗净；将以上材料放入煲内加水煮滚，改用中火煮45分钟，再放入猪肝，煲数分钟即可食用。

功效：产妇烦躁多梦、头晕、易怒、腹部疼痛，多用此汤作食疗饮用，能起到宁神疏肝、补血活血的作用，使郁闷气尽舒，心境舒泰平和。

木耳羹

原料：黑木耳30克。

做法：把黑木耳洗净，加少许水，小火煮成羹。

功效：黑木耳富含胶质、钙、磷、铁、胡萝卜素及维生素B_1等营养物质，能够活血止血，润肺生津，治疗产后痔疮出血，同时可以预防产后贫血。

苹果雪梨瘦肉汤

原料：瘦猪肉200克，苹果300克，雪梨150克，蜜枣50克，盐2克。

做法：将猪肉剁成粒，烧开水先入猪肉粒、蜜枣煲半小时；除去浮沫，再入雪梨、苹果续煲半小时，以盐调味即成。

功效：苹果能生津止渴，雪梨则润肺消燥、清热化痰，这款汤清热润肺、健脾开胃、降低血压，多饮此汤能治食欲不振。

苹果小米粥

原料：小米100克，苹果1个，红糖、枸杞适量。

做法：苹果洗净去皮去核切块，小米洗净，枸杞洗净浸泡一会儿。锅中加入适量水放入小米，加入苹果，大火烧开转小火烧煮黏稠，加入枸杞，放入红糖调味烧煮一会儿即可。

功效：小米具有益肾和胃、清火的作用，苹果有调整肠胃的作用，对治疗便秘颇有功效。此粥对改善食欲不振、身体消瘦有一定的功效。

绿茶豆腐

原料：绿茶汁 1 小杯，豆腐半块，香菇若干朵，胡萝卜少许，酱油 1/2 大匙，糖 1 小匙，盐少许，水淀粉少许，香油少许。

做法：绿茶泡出茶汁备用；香菇泡软，切片；胡萝卜洗净去皮，切小片备用；豆腐切成片，在平底锅中用适量油煎至两面金黄；将煎好的豆腐取出，再加入一茶匙的油，炒香胡萝卜片、香菇片，炒出香气后淋入酱油，并将煎好的豆腐下锅。这时放入少许的糖、盐和茶叶汁，烧煮至入味。茶叶汁不要准备的太少了，否则还没有怎么烧就煮干了。最后淋入水淀粉勾芡，再滴入少许香油就可以出锅了。盐、糖不必放太多，以免掩盖茶香。

功效：豆腐营养丰富，含有铁、钙、磷、镁等人体必需的多种微量元素，还含有糖类、植物油和丰富的优质蛋白。豆腐的消化吸收率达 95% 以上。两小块豆腐即可满足一个人一天的钙需要量。因此，豆腐这种食材对于产后想健康瘦身的妈妈们是个不错的选择。

小米鳝鱼粥

原料：小米 100 克，鳝鱼肉 50 克，生姜 5 克，胡萝卜 30 克，盐 4 克，白糖 1 克。

做法：将小米反复用清水洗净；鳝鱼肉切成粒；生姜、胡萝卜去皮切粒。取瓦煲 1 个，放适量清水，烧开后下入小米，用小火煲约 20 分钟。然后，再加入姜、鳝鱼粒、胡萝卜粒，调入盐、白糖，继续煲约 15 分钟即可。

功效：鳝鱼营养价值高，富含维生素 A、DHA 和卵磷脂，有补虚、助力、去寒湿、通血脉等功效。该食谱美味健康，含有丰富的蛋白质、碳水化合物、维生素和矿物质，有益气补虚的功效，有利于产后身体恢复。

当归鱼汤

原料：鱼 120 克，带皮老姜 5 片，黑麻油 45 毫升，当归 3 片，水 350

毫升。

做法：将材料洗净；将油倒入锅中大火烧热，转小火，放入老姜爆至褐色，但不要焦黑；加入鱼、水及当归，转大火煮开，加盖转小火煮5分钟即可。

功效：活血补血，补充营养。

麻油鱼汤

原料：鱼120克，带皮老姜5片，麻油45毫升，水350毫升。

做法：将材料洗净；麻油倒入锅内以大火烧热，放入老姜片后改转小火爆至褐色，但不能焦黑；放入鱼肉、清水转大火煮开，转小火，加盖煮5分钟后熄火。

功效：补充蛋白质和钙质，鲫鱼、鲢鱼还有促进乳汁分泌的作用。

首乌鱼汤

原料：鱼120克，带皮老姜5片，制何首乌3片，枸杞8粒，麻油45毫升，水350毫升。

做法：将材料洗净；麻油倒入锅内以大火烧热，放入老姜片后改转小火爆至褐色，但不能焦黑；放入鱼肉、首乌、枸杞、水用大火煮开，转小火，加盖煮5分钟后熄火。

功效：补肝，益肾，养血，美颜等。

干贝鱼汤

材料：鱼120克，带皮老姜5片，干贝12粒，麻油45毫升，水350毫升。

做法：将材料洗净，另将干贝用稍温的水泡发10分钟；麻油倒入锅内以大火烧热，放入老姜片后改转小火爆至褐色，但不能焦黑；放入鱼肉、干贝、清水，用大火煮开，转小火，加盖煮5分钟后熄火。

功效：滋阴、补肾、调中、下气、利五脏。

十全鱼汤

原料：鱼120克，带皮老姜5片，十全包一包（人参1片，肉桂1片，川芎1片，熟地黄1片，茯苓1片，白术1片，甘草1片，黄芪1片，当归1片，白芍1片），麻油45毫升，水350毫升。

做法：将材料洗净；麻油以大火烧热，放入老姜片后改转小火爆至褐色，但不能焦黑；放入鱼肉、十全包、水用大火煮开，转小火，加盖煮10分钟后熄火。

功效：补气养血。

白糖豆浆

原料：黄豆100克，白糖50克。

做法：将黄豆择洗干净，浸泡7小时（夏季4小时），捞出用清水洗净，沥尽水，带水用石磨或多功能食品加工机磨成细浆，灌入干净布袋内，向袋内加适量清水，将袋口扎紧。备一干净盆，将盆垫高，使盆向前倾斜，将袋放入盆内，用手有节奏地轻揉，使浆液不停地流出，揉至袋内只剩渣滓为止。将钢锅洗净，倒入豆汁，放在中火上煮开。加入白糖搅动，稍煮一会儿即可食用。

功效：豆浆含蛋白质较高，能益气益血、健脾宽中、下气利肠、润燥消水，对于产后有很好的补益之功，对于气血虚弱、消化不良、产后水肿、小便不利亦有治疗作用。

烧牛蹄筋

原料：牛蹄筋250克，青菜心25克，酱油，料酒，生姜末，葱花，干团粉，植物油，煮牛蹄筋原汤若干。

做法：先把生牛蹄筋放在沙锅内，加清水，小火煮至八分熟时捞出，切成长条块。干团粉加入适量清水调匀。烧热油锅，先炒青菜心，随即把牛蹄筋、料酒、生姜、酱油及煮蹄筋汤倒入，煮开后再加调好的团粉汁勾芡，装盘即可上桌食用。

功效：健脾益胃、养精增液、强筋健骨，能为产妇提供有效营养素，并能预防产后子宫下垂、阴道壁膨出等。

瘦肉冬瓜汤

原料：瘦猪肉75克，冬瓜150克，香菜1棵，姜葱少许，鸡汤750克，精盐，麻油，绍酒适量。

做法：将冬瓜洗净，去子和皮，切成大片；葱洗净切寸段，姜洗净切片，香菜洗净切段；将瘦肉洗净切大片。烧锅，注入鸡汤，加入瘦肉、冬瓜煮至熟，加入精盐、绍酒、葱、姜略煮一会儿，加麻油少许，加入香菜即可出锅。

功效：此菜肴含蛋白质、多种维生素和矿物质，适合产后食用，尤其冬瓜有清热、解毒、利尿之功效。

膳食排骨

原料：排骨200克，膳食包一袋（杜仲8克，黄芪5克，当归5克，枸杞12枚，大枣2枚），麻油35毫升，带皮老姜5片，水600毫升。

做法：将排骨在开水中汆烫变色后，沥干备用；麻油以大火烧热，放入老姜片后改转小火爆至褐色，但不能焦黑；加水、排骨、膳食包一同大火煮开，转小火加盖炖煮50分钟即可。

功效：预防腰酸背痛，补充体力。

什锦豆腐

原料：豆腐200克，瘦猪肉，火腿，笋尖各25克，虾子265克，鸡肉50克，干冬菇5克，干虾米，猪油5克，葱花、姜末，料酒25克，酱油15克，肉汤100克。

做法：将冬菇用水发好，和猪肉、鸡肉、笋尖、火腿一起均切成片。将豆腐蒸一下，取出后切成方块。将油放入锅中上火，待锅热，把姜末、虾子放入锅中炒一下，立即放入蒸好的豆腐和切好的肉片、鸡片、火腿片、笋片及干虾米，略煮一会儿，倒入酱油、料酒略炒，加入肉汤待烧开后倒入沙锅内，放在小火上煮十余分钟，即可上桌。

功效：补气生血、健胃益肺、润肤护肤、养肝健胃，能促进产妇身体康复，对有贫血（含铁量高）、各种出血症、结核病、软骨病、肝炎、肾炎、营养不良、食欲不振、舌炎、癞皮病的产妇及乳母更为适宜。

山药腰花

原料：猪腰子一副，山药100克（约2小根），带皮老姜3片，麻油35毫升，水300毫升。

做法： 将猪腰子洗净后切成两半，把里面白色尿腺剔出，山药切成小段备用；将清理干净的猪腰子在表面斜切数条裂纹后，切成三厘米宽的小片；麻油以大火烧热，放入姜片后改转小火爆至褐色，但不能焦黑；转大火，放入猪腰片炒至变色；加入清水及山药煮开，转小火，煮45分钟即可。

功效： 补肾气，健脾，促进收缩骨盆腔及子宫。

药膳腰花

原料： 药包1包（杜仲、续断、黄芪各6克；当归5克、枸杞10克、党参8克、红枣2粒），猪腰子一副，带皮老姜5片，麻油35毫升，水300毫升。

做法： 将猪腰子洗净后切成两半，把里面的白色尿腺剔出；将清理干净的猪腰子在表面斜切数条裂纹后，切成三厘米宽的小片；麻油以大火烧热，放入姜片后改转小火爆至褐色，但不能焦黑；转大火，放入猪腰片炒至变色；加水及药包袋煮开，转小火，煮45分钟即可。

功效： 补肝肾，强筋骨，防止腰酸背疼、关节疼痛、脚软无力等。

黑木耳腰花

原料： 猪腰子1副，黑木耳（干）2克，带皮老姜5片，麻油35毫升，水300毫升。

做法： 黑木耳用温水泡1小时，以泡软为标准，捞出，沥水备用；猪腰剔除尿腺，洗净切好花纹备用；麻油以大火烧热，放入姜片后改转小火爆至褐色，但不能焦黑；转大火，放入猪腰炒至变色，放入黑木耳同炒10秒；放入水煮开，转文火煮10分钟即可食用。

功效： 强身补腰，养颜补血，补充铁质等。

杜仲腰花

原料： 猪腰子1副，杜仲3片，带皮老姜5片，麻油35毫升，水300毫升。

做法： 将杜仲于水中煮开，转文火加盖煮40分钟取汁备用；将清理干净的猪腰子在表面斜切数条裂纹后，切成三厘米宽的小片；麻油以大火烧热，放入姜片后改转小火爆至褐色，但不能焦黑；转大火，放入猪腰炒至变色；

放入事先煮好的杜仲汤汁煮开，熄火，趁热吃。

功效：促进骨盆及子宫收缩；防止腰酸，改善下肢无力、尿频等。

四神腰花

原料：药包1袋（干淮山药15克，薏仁15克，莲子3颗，芡实15克），猪腰子一副（即2个猪腰），带皮老姜5片，麻油35毫升，水300毫升。

做法：将猪腰子洗净后切成两半，把里面的白色尿腺剔出；将清理干净的猪腰子在表面斜切数条裂纹后，切成三厘米宽的小片；麻油以大火烧热，放入姜片后改转小火爆至褐色，但不能焦黑；转大火，放入猪腰片炒至变色；加入清水及药包袋煮开，转小火，煮45分钟即可。

功效：补气、利水，促进新陈代谢，帮助入睡。

陈皮绿豆沙

原料：绿豆仁75克，陈皮丝4条，冰糖适量，水6杯。

做法：绿豆仁洗净浸泡于水中20分钟。锅中加水及陈皮煮滚，再加入绿豆仁滚煮10分钟，改慢火煮至绿豆仁融化成沙，加入冰糖调至自己喜欢的甜度即可。

功效：绿豆沙有清补润脏的作用，可利小便，解除水肿问题。陈皮有治恶心呕吐、帮助消化的功能。

淮山四神汤

原料：猪肠1斤，米酒1杯，盐少许，水10杯，薏仁2钱，四神药材（山药5钱、莲子1两、芡实5钱、茯苓5钱）。

做法：将猪肠洗净去油脂，放入锅中用水煮约15分钟，取出洗净，剪成约1寸长段备用。将四神药材与薏仁连同猪肠放入电饭锅中，加入水及米酒炖煮约1小时即可。起锅前加入少许盐即可食用。

功效：淮山又名山药，市面上常见的四神汤是由山药、莲子、芡实与茯苓四味食材，再加入薏仁所组成。山药与芡实有健胃补脾之效，莲子则有补脾益肾之效，而茯苓与薏仁则有消肿、利尿的功用，其中茯苓所含的多醣，更有助于提升免疫力。经常食用四神汤，有助于产妇利水、消肿，又能补充元气。

南瓜蒸肉

原料：南瓜1个，五花猪肉400克，黄酒，酱油，红糖，老汤，葱，姜，花椒粉，食用油。

做法：将南瓜表面切成一个方形切口，将里面的瓤挖干净，待用。将五花肉洗干净，切成薄片，葱、姜切成末，待用。把黄酒、花椒粉、葱姜末、酱油、红糖、老汤、食用油一起调好放入南瓜内，再将洗干净的五花肉放入南瓜内，将南瓜放在盘上，上笼蒸熟即可。

功效：此菜含有丰富的钙、磷、锌等多种营养素，还含有蛋白质、脂肪等多种营养成分，对产后新妈妈补充钙质、预防贫血有很好的效果。

豆焖鸡翅

原料：黄豆50克，水发海带50克，胡萝卜条50克，鸡翅4只，葱，姜，花椒水，盐适量。

做法：黄豆、海带加葱、姜等调料煮熟，鸡翅用花椒水、姜汁、盐、葱等腌制入味；炒锅加油烧至八成热，下入腌好的鸡翅，翻炒至变色，加其他原料及适量汤，转小火，一同焖至汁浓即可。

功效：黄豆、海带能大大增加以各种肉类为主料的菜肴的含钙量，产后及哺乳妈妈经常食用，可使身体得到丰富的钙。

姜汁牛肉汤

原料：牛肉300克，水3碗，姜汁1茶匙，白酒1茶匙，盐1/2茶匙，白糖1/2茶匙，生抽1茶匙，粟粉1茶匙。

做法：姜去皮，刨茸取姜汁。牛肉切片。牛肉片用腌料（白糖、生抽、粟粉、盐、酒、姜汁、1汤匙水）腌10分钟。将牛肉、水倒入炖盅内炖1小时即可食用。

功效：姜味辛，性微温，有散寒温胃、解毒止呕之功。食用姜汁牛肉汤，可调理身体，补而不燥，最适合产妇日常饮用。

当归生姜羊肉汤

原料：瘦羊肉500克，当归10克，生姜20克，盐。

做法：当归、生姜用清水洗净，生姜切成片备用；羊肉切块，在沸水锅内焯去血水后，沥干备用；锅内加入当归片、生姜片、羊肉块及清水适量，用武火煮沸，改用文火煮至羊肉烂，加入盐即可食用。

功效：此汤有补气养血，温中暖肾的作用，适用于妇女产后气血虚弱，阳虚失温所致的腹痛，同时，此汤还可以治疗血虚乳少等。

甜醋猪脚姜汤

原料：猪脚1只，冰糖1小块，生姜250克，甜醋适量。

做法：猪脚去毛后斩件，用滚水煮5分钟。将生姜刮皮、拍裂连同猪脚放入瓦煲中，加醋。煮滚后，改用文火煲2小时，下冰糖调味即成。

功效：产后血虚、食欲减退、手脚冻，饮用生姜、甜醋煲猪脚汤，可增进食欲，兼能健胃散寒、温经补血，是产妇最佳滋补汤水。

第六章

6大常见月子问题的食疗法

要点提示

※月子里，新妈妈身体很脆弱，稍有不慎，就会落下月子病。

※新妈妈产后不适，食疗方要兼顾食疗和营养两大原则。

※如果新妈妈身体不适严重的话，要及时向专业人士寻求帮助。

一、产后失眠食疗法

由于分娩后雌激素和孕激素水平下降，有些新妈妈会出现失眠的症状。新妈妈可以放松心情，如果可以下床，不妨散散步，还可以通过食疗来改善睡眠。

莲子百合红豆粥

原料：大米20克，赤小豆30克，百合10克，莲子20克，冰糖适量，水适量。

做法：红豆用水洗净，浸泡半小时。莲子、百合用水洗净，浸泡半小时。大米洗净，浸泡备用。沙锅中加适量清水，中火烧开，锅中放入莲子、百合、红豆，小火煮20分钟左右。放入大米，再煮10分钟，放入冰糖于锅中，用勺子搅拌粥出稠，即可。

功效：这道粥口味清淡，有健脑安神、润肺养心的功效，适用于心脾肾虚引起的失眠。

小米安神粥

原料：小米100克，酸枣仁（捣末）15克。

做法：将酸枣仁和小米分别用清水洗净，将酸枣仁放在锅里，加水煮15分钟，去底层沉渣后再加入小米，一直熬煮成粥。

功效：小米富含B族维生素，可以帮助调节人体的植物神经功能，与枣仁一起食用，具有安神作用，适合产后失眠或睡眠不安的新妈妈。

小帖士

新妈妈在食用时，如果加入一些蜂蜜，还具有预防或缓解便秘的作用。

金针菇猪心汤

原料：金针菇20克，猪心1个，小油菜50克，盐少许。

做法：先将猪心洗净对剖；小油菜洗净，金针菇泡发；将猪心放入沸水中汆烫，去血水，捞出洗净；再将猪心放入水中，大火煮开后转小火煮大约25分钟，取出切薄片；锅里加水，放入猪心片、金针菇、小油菜煮沸，加盐调味即成。

功效：猪心味甘咸，具有安神定惊、养心补血、补脾益肾及调节肠胃的作用，可以减轻疲劳感，从而帮助新妈妈改善睡眠。

二、产后食欲不振食疗法

生产后新妈妈常常不开胃，如果赶上天热，更不想吃饭。这个时候可以适当来点酸的食物，换换口味，或许就有胃口吃饭了。

胡萝卜酸奶粥

原料：胡萝卜1/10个，面粉1小匙，卷心菜10克，酸奶1大匙。

做法：将卷心菜和胡萝卜切成细丝炖烂。将面粉略炒一下，加入肉汤、蔬菜煮，并轻搅。将炖好的材料冷却后与酸奶拌好。

功效：胡萝卜酸奶粥有助于消积导滞，适用于产妇消化不良、腹胀不适等症状。

参枣米饭

原料：党参10克，大枣20克，糯米250克，白糖50克。

做法：将党参、大枣放瓷锅或铝锅内，加水泡发，然后煎煮30分钟，捞出党参、大枣，药液备用。先将糯米淘洗干净，放在大瓷碗内，加水适量，经蒸熟后扣在盘内，然后把党参、大枣摆在糯米饭上面。将参枣汁加白糖，煎浓后倒在枣饭上即成。

功效：健脾益气，适合于体虚气弱、乏力倦怠、心悸失眠、食欲不振者食用。

什锦沙拉

原料：土豆1个，胡萝卜1根，黄瓜半根，火腿3片，鸡蛋1个，沙拉酱，胡椒粉，盐，白糖适量。

做法：土豆洗净去皮切片，下锅煮烂（10分钟）后捞出做成土豆泥。胡萝卜、黄瓜洗净切小丁，用少许盐腌10分钟；鸡蛋煮熟，去壳，蛋白切小丁，蛋黄压碎，火腿切成细粒。将土豆泥拌入上述小丁，加入胡椒粉、盐、糖、沙拉酱拌匀，最后撒上碎鸡蛋黄即成。

功效：此道菜酸甜可口，含有丰富的维生素和蛋白质，适合产后食欲不振的产妇食用。

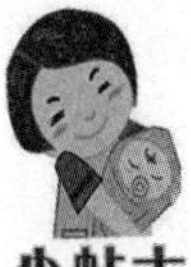

小帖士

沙拉酱含热量较高，多吃会对健康不利，因此沙拉好吃也不能贪嘴。

三、产后多汗食疗法

产后两三天，新妈妈大都会出现多汗的现象，这是正常的，不用太紧张。但是，如果产后出汗过多、时间过久，新妈妈就要引起注意了，这多与身体虚弱有关，可以通过食疗的方法进行调理。

黑豆小麦粥

原料：黑豆，浮小麦各30克，粳米100克，大枣5颗。

做法：将黑豆、浮小麦洗干净后加水煮熟，然后捞出黑豆、小麦。取汁水与粳米、大枣一同熬煮成粥，也可以将浮小麦、黑豆、枣、粳米一同煮成粥，每天喝2~3次。

功效：这道黑豆小麦粥可以滋阴止汗，适用于产后阴虚盗汗症状。

黄芪鸡

原料：黄芪 30 克，鸡肉 150 克。

做法：将鸡肉切片与黄芪放入沙锅内，加水适量，用文火炖 30 分钟。加入调料，炖服。每日服 1 次，连服 3 天。

功效：补气补血，固表止汗，亦适用于虚劳之症。

饴糖鸡

原料：老母鸡 1 只，饴糖 100 克，生地 30 克。

做法：将老母鸡洗净，腹腔内加入生地，葱、姜、盐，灌入饴糖。把切口缝合，鸡腹朝上放在锅内，加水适量，炖烂熟。

功效：补虚养阴。适用于产后盗汗及病久体虚羸瘦等症。

四、产后恶露不尽食疗法

分娩后，从子宫里排出的恶露一般 3 周左右排干净。如果恶露一直排出不断就被称为“恶露不尽”。遇到这种情况，除了要去看医生进行诊治外，饮食上采用一些食疗方法也有助于改善恶露不尽的症状。

当归黄芪羊肉汤

原料：羊肉 450 克，当归 50 克，黄芪 20 克，大枣 25 克，米酒水 500 克，盐，姜片适量。

做法：将羊肉洗净，切片；当归、黄芪、大枣洗净。锅内放入米酒水，放入当归、黄芪、大枣、羊肉、姜片。大火煮沸，再用小火煮烂，放入盐调味即可。

功效：可作为产妇补血，治疗产后贫血、体虚乏力。当归甘温质润，为补血良药；黄芪适用于气虚乏力，中气下陷，失血过多；大枣更是生活中常用的补血食物，而羊肉更是对产后气血两虚，出血过多，乳少，脘腹冷痛有很好的疗效。

山楂红糖饮

原料：新鲜山楂30克，红糖30克，米酒水适量。

做法：清洗干净山楂，然后切成薄片，晾干备用；在锅里加入适量米酒水，放在火上，用旺火将山楂煮至烂熟；再加入红糖稍微煮一下，出锅后即可给产妇食用，每天最好食用2次。

功效：山楂不仅能够帮助产妇增进食欲，促进消化，还可以散瘀血，加之红糖补血益血的功效，可以促进恶露不尽的产妇尽快化瘀，排净恶露。

小米鸡蛋红糖粥

原料：新鲜小米100克，鸡蛋3个，米酒水，红糖适量。

做法：小米清洗干净，然后在锅里加足米酒水，烧开后加入小米；待煮沸后改成小火熬煮，直至煮成烂粥；再在烂粥里打散鸡蛋、搅匀，稍煮，放入红糖后即可食用。

功效：小米营养丰富，是产后补养的佳品。与鸡蛋、红糖一起食用，可以补脾胃，益气血，活血脉，适用于产后虚弱、口干口渴、恶露不尽等症食用。

五、产后贫血食疗法

如果产妇在分娩过程中出血较多，或产后身体虚弱，或在怀孕时就有贫血症状，很容易在产后出现贫血。贫血还可使新妈妈的乳汁分泌不足，同时乳汁含铁减少，使宝宝营养不良，抵抗力下降，要及时加以调治，食疗是一种很理想的调治方法。

瘦肉阿胶汤

原料：猪瘦肉100克，阿胶10克。

做法：先将猪肉放沙锅内，加水适量，用小火炖至烂熟；加入阿胶炖化，调味后吃肉喝汤；隔天1次，连服20天。

功效：补血止血；滋阴润燥。适用于妊娠下血、崩漏、阴虚心烦失眠等症状。

枸杞黑豆红枣汤

原料：生猪骨（或羊骨、牛骨）250克，枸杞子15克，黑豆30克，大枣10枚。

做法：加水适量一同煮至烂熟，调味后喝汤吃枸杞子、红枣、黑豆；每天1次，连服15～30天。

功效：补肾强身、活血利水、益精明目和养血、解毒、滋阴明目。

淮山煲乳鸽

原料：淮山100克，莲子25克，乳鸽1只，精盐，姜片，葱段适量。

做法：先将淮山、莲子、乳鸽洗净，再将乳鸽内脏除去；将乳鸽放在锅里的开水中，加入姜片、葱段煮3分钟左右，捞出后冲净；在瓦煲里倒入清汤，煲滚后加入乳鸽、姜片、葱段再煲30分钟，改慢火继续煲2小时，加盐即成。

功效：此菜除了供应丰富的蛋白质外，更含有丰富的铁质及维生素B，有助组成红细胞。孕妇早期食用可预防妊娠中、晚期贫血症的发生。

五香鲤鱼

原料：鲤鱼中段500克，细盐，酱油，料酒，白糖，生姜，葱白，八角，桂皮，五香粉，花生油各适量。

做法：将鲤鱼中段洗净，沥干水分，放砧板上，用刀切成约1厘米厚的鱼块摆放于盘内，放入盐、料酒、酱油，拌匀，腌渍30分钟。锅放火上，放入花生油，油烧至六成热时将鱼块逐个丢入锅中油炸，炸至棕黄色时，用漏勺捞出鱼块，锅离火，倒掉剩余花生油。再起热油锅，放入葱段、生姜片、八角、桂皮，略煎出香味时即倒入已炸好的鱼块，加水漫过鱼面，再加酱油、白糖、料酒，旺火煮沸后改文火煮，使鱼入味，再用旺火收干卤汁，撒上五香粉，整齐地摆在盘内即成。

功效：此菜对贫血、缺钙、营养不良者都有一定的辅助治疗作用。

生地莲藕猪骨汤

原料：猪脊骨，莲藕各750克，生地100克，红枣10个。

做法：生地、莲藕、红枣（去核）洗净；猪脊骨洗净，拆成块。把水煮开，放入全部用料，武火煮开后，改文火煲3小时，调味食用。

功效：养血和补血，润色美肤，适用于产后贫血。

六、产后便秘食疗法

产后便秘是比较常见的症状之一。造成便秘的原因很多，分娩过程中产妇的消化系统运行速度会陡然放缓就是其中之一。这可以通过食用一些润肠通便的食物，来促进排便。

姜糖红薯汤

原料：红薯500克，姜1块，红糖160克。

做法：红薯去皮洗净，切块（也可以挖成圆形），用清水浸半小时，浸时要时常换水。往锅内倒入3杯水、放入生姜烧开，然后放红薯，用慢火煮酥后再放入红糖，烧开后小火熬煮30分钟即可。

功效：姜糖红薯汤有益气生津、和血润肠的作用，便秘的产妇可以适当食用。

鱼片山药汤

原料：石斑鱼片（或红鲷）300克，山药200克，枸杞子15克，植物油25克，盐2克，高汤适量。

做法：山药削皮，切成小三角块备用；枸杞子洗净，泡发。山药、枸杞放入高汤内，用大火煮开后，放入盐，改用中小火煮12～15分钟，煮至山药熟软后，放入石斑鱼片续煮2分钟即可食用。

功效：山药含有淀粉酶、多酚氧化酶等物质，具有健脾益胃、助消化的功效，还含有大量膳食纤维，有通便作用。

葱味牛奶

原料：牛奶250克，蜂蜜60克，葱汁少许。

做法：将葱汁、蜂蜜兑入牛奶中烧开，改用小火煮十余分钟即可。

功效：能增液润肠，滑肠通便。

七、祛斑养颜美食

大多数女性在怀孕期间，由于受孕激素的影响，皮肤中的黑色素增加，导致皮肤变黑，脸上出现斑点，这是孕期的正常现象。如果产后妈妈的斑点并没有消失，可适当通过食疗的方法来去掉斑点。

山药枸杞粥

原料：大米 100 克，山药 50 克，枸杞 15 克，适量的白糖，蜂蜜。

做法：将大米洗净，用冷水浸泡一小时后捞出来，沥干水分。在锅内加入 1000 毫升的冷水，再加入大米、山药，用大火烧开后加入枸杞，改成小火熬煮成粥，最后加入蜂蜜、白糖即可。

功效：祛斑、养颜、美白。

番茄芝麻

原料：番茄，芝麻，葱，青椒，青蒜。

做法：番茄洗净，用烤箱烤软，去皮，留番茄酱。芝麻炒香；炒锅加植物油，葱花爆香。下入切碎的青椒和青蒜略炒，加入番茄酱同煸片刻即成。

功效：番茄、芝麻中富含维生素 E，是重要的抗氧化营养素，能够帮助产后妈妈祛斑。

胡萝卜炒鸡蛋

原料：胡萝卜 2 个，鸡蛋 2 个，适量的油，盐。

做法：将胡萝卜切成片，鸡蛋打入碗中搅散。炒锅放油，放入鸡蛋搅散炒凝固，盛出。锅中再倒适量油烧热，放入胡萝卜翻炒，直到油脂黄亮。倒入炒好的鸡蛋，放好盐调味、炒匀即可。

功效：有效美白、润泽肌肤，提升肌肤抗衰老的能力，而且胡萝卜还能够有效预防黑色素的沉淀，起到淡斑祛斑的效果。

下　篇

0～3 岁宝宝这样喂养最科学

- 0～3 个月：宝宝喂养方案
- 4～6 个月：给宝宝尝试添加辅食
- 7～9 个月：为断奶做准备
- 10～12 个月：宝宝能否断奶的关键期
- 1～2 岁：断奶后的适应期
- 2～3 岁：可以像大人一样吃饭了
- 0～3 岁：宝宝特效功能食谱

第七章

0~3 个月：宝宝喂养方案

一、0~28 天宝宝喂养方案

1. 宝宝身体发育及营养需求

（1）宝宝身体发育指标。

婴儿出生时，体内含有将在几天内要失去的过多的体液，大多数婴儿在出生后的 5 天内失去出生时体重的 10%，在随后的 5 天内恢复，因此 10 天内孩子可恢复出生时的体重。

在重新恢复出生时的体重后，大多数婴儿发育得非常快，尤其是 7~10 天和 3~6 周之间的爆发生长期。新生儿的平均体重每天增加 20~30 克，满月时体重将达到 4 千克。在第一个月内，他的身长增加 2.5~4 厘米。男孩的体重增加稍多于女孩，同时身长也稍多于女孩。新生儿的平均头围是 35 厘米，满月时增加到 37.75 厘米，男孩稍大于女孩。

（2）宝宝身体发育特点。

◎ 身体发育

1 个月左右的宝宝，一逗会笑，面部长得扁平阔鼻，双颊丰满，肩和臀部显得较狭小，脖子短，胸部、肚子呈现圆鼓形状，小胳膊、小腿也总是喜欢呈屈曲状态，两只小手握着拳。

◎ 动作发育

从出生到 1 个月的宝宝，动作发育处于活跃阶段，他可做出许多不同的动作，特别精彩的是面部表情逐渐丰富。在睡眠中有时会做出哭相，撇着小嘴好像很委屈的样子，有时又会出现无意识的笑。其实这些动作都是孩子吃饱后安详愉快的表现。

◎ 感觉发育

宝宝经过妈妈一个月的哺育，对妈妈说话的声音很熟悉了，如果遇到陌生的声音他会吃惊，如果声音很大他会感到害怕而哭起来。因此要给宝宝听一些轻柔的音乐和歌曲，对宝宝说话、唱歌的声音都要悦耳。宝宝很喜欢周围的人和他说话，没人理他的时候会感到寂寞而哭闹。

1个月的宝宝，皮肤感觉能力比成人敏感得多，有时家长不注意，把一丝头发或其他东西弄到孩子的身上刺激了皮肤，他就会全身左右乱动或者哭闹，表示很不舒服。这时的宝宝对冷、热都比较敏感，以哭闹向大人表示自己的不满。两只眼睛的运动还不够协调，对亮光与黑暗环境都有反应。1个月的孩子很不喜欢苦味与酸味的食品，如果给他吃，他会表示拒绝。

◎ 睡眠

宝宝一天的大部分时间是在睡眠中度过的。每天能睡18～20个小时，其中约有3个小时睡得很香甜，处在深睡不醒状态。

（3）0～28天宝宝营养需求。

出生后0～28天之内的新生儿，特点是生长发育迅速，新陈代谢旺盛，营养物质的需求量高，但消化吸收功能尚不完善，常会出现供需之间的矛盾。为避免这种矛盾，家长既要供给足够的营养，又要保持正常的消化吸收功能。

新生儿期较其他各期，对营养素的需要更高，为保证新生儿营养素的供给，减少或避免新生儿生理性体重减轻，应注意新生儿的营养供给量。

热能：估计新生儿每日每公斤体重需热能100～120千卡，如小儿出生时体重为3公斤，每日需热能300～360千卡。

蛋白质：新生儿需要大量优质的蛋白质。母乳为新生儿提供了高生物价的蛋白质，如果是母乳喂养，每日每公斤体重需要蛋白质2克，而以牛乳为蛋白质的来源时则需3.5克，而以大豆及谷类为蛋白质的来源时则需4克。如初生儿为3公斤，每日需蛋白质6～24克。

脂肪：新生儿需要各种脂肪酸和脂类，其中必需脂肪酸的摄入应占总热能的1%～3%，即新生儿每日摄入的脂肪应为15～18克。

碳水化合物：母乳喂养时，碳水化合物的摄入应占热能的50%。3公斤的婴儿每日应摄入碳水化合物45克。

其他各种营养素：每日需摄入钙400～600毫克、铁10毫克、维生素A200微克视黄醇当量、维生素D10微克，水每日每公斤体重80～150毫升，母乳喂养的新生儿也应补充水分。

2. 新妈妈喂养常识

孩子一出生，就要为孩子选择喂养方式。在此提醒家长，尽可能给您的宝宝进行母乳喂养。从营养学角度，母乳是婴儿最佳的天然食物，尤其是新生儿。新生儿出生后的2~4周内生长最快，按新生儿中等增长速度计算，每日增长体重在30克以上。

（1）新妈妈母乳喂养三原则。

母乳不仅让宝宝吃得饱、吃得好，还有利于妈妈的健康。母乳喂养是原汁原味的“双赢”，新妈妈要好好把握喂养的“火候”。

早吸吮：对于正常分娩的新生儿，在断脐30分钟之内，医务人员协助婴儿与母亲皮肤接触。母亲此时就可以开始喂乳。因为吸吮可刺激乳汁的产生，促进子宫收缩，协助胎盘娩出，减少产后出血量。同时，还可促进新生儿肠蠕动，早排胎粪。

勤吸吮：婴儿出生7天内母亲分泌的奶水叫作初乳，是一种很好的口服免疫抗体，有助于预防婴儿常见的感染性疾病。此时，重要的是让新生儿勤吸吮，增加对乳头的刺激，促使母亲分泌乳汁。另外，婴儿频繁吸吮还能使母亲乳腺管收缩、通畅，减少乳胀。

禁喂糖水、少用橡皮奶嘴：喂糖水会影响婴儿食欲，从而减少吸吮母乳，导致母乳分泌减少。吸吮奶嘴的动作和用力方式与吸吮母亲乳头不一样，橡皮奶头长，出奶量大，瓶中的乳汁容易流出，故吸吮方便，新生儿一旦习惯橡皮奶嘴，则对用更大气力吸吮母乳不感兴趣，导致拒绝母乳。

（2）新妈妈哺乳要点。

出生后6~12小时内可不喂奶，但应喂少量水，以后每隔3~4小时喂水1次。喂奶为24小时6~7次，随着宝宝月龄增加，喂奶次数可逐渐减至5次，夜间可停喂1次。每次喂奶为15~20分钟，如婴儿饥饿啼哭可提前，婴儿熟睡也可推迟喂奶，以吃饱为宜。无规律喂奶日久，可致婴儿消化不良及母亲乳汁分泌减少。两次喂奶之间应喂少量开水或淡糖水。

（3）新妈妈哺乳的正确姿势。

母亲在喂奶之前，先给婴儿换上干净的尿布，然后用肥皂流水清洗双手，并用温开水浸湿软布清洗乳头，产后2~3小时，乳母可取半卧位，或者坐于椅子上，哺乳一侧脚稍垫高，一般不要平卧喂奶，以免呛吐。

喂哺时将小儿抱于半坐位，脸向母亲，头靠于哺乳乳房一侧上臂，另一手拇指在上，其他手指在下，托住乳房，将乳头及大部分乳晕送入宝宝口中，使宝宝含住乳头及乳晕，便于吸吮而又不堵住鼻孔呼吸，依次将两乳房轮流吸空。喂奶时间以宝宝吃饱为度，一般不超过 20 分钟，大多宝宝吃饱后就能安静入睡。乳母注意将宝宝直抱，头依母肩，手拍背部，排出吸奶时吸入的空气，以防溢奶。然后将宝宝右侧卧，头略垫高，防止吐乳。

（4）母乳喂养优点。

新生儿一出生就需要合理的喂养，而母乳是最能满足婴儿生长发育所需要的天然营养品。任何一位学识渊博的营养学家，都不可能创造出比母乳更适合新生儿需要的代乳品。

那么，母乳喂养与其他喂养方式相比具有何独特的优点呢？

· 营养全面，温度适宜，最适合婴儿的消化能力。

· 蛋白质、脂肪、糖三者的比例（1∶3∶6）很适宜。

· 母乳中还含有免疫物质，可以增强婴儿的体质。

· 母乳经济又方便，无须专门消毒。

· 母乳在婴儿肠道内产生促进双歧乳酸杆菌生长因子，有利于杀灭肠道致病菌。

· 母乳的乳糖含量高，有益于大脑发育，有利于肠道矿物质吸收。

· 婴儿吸吮乳头，可以促进产妇体内激素分泌，加速子宫收缩，使子宫早日恢复原状，使产妇身体更加健美。

· 母乳喂养可以增加婴儿的安全感。当婴儿在同母亲温暖的皮肤接触时，表现得十分安宁，很少出现哭闹不止的情况。

· 母乳喂养还可以增进母子之间的情感交流。当婴儿用小手抚摸母亲的乳房或用没长牙的小嘴无意识地碰撞时，母亲的全身就会感到一种快感，一种心灵上的满足，对孩子慈爱的感情便会油然而生，这是母子之间的情感交流过程。

二、第 2 个月宝宝喂养方案

1. 宝宝身体发育及营养需求

（1）宝宝身体发育指标。

2 个月的宝宝虽然娇嫩，但身体发育速度很快，已经有了抬头，手臂摆动，小腿弯曲等动作，喜欢听各种声音，能发出“啊”，“哦”等单音，能随着声音和物体能转动眼睛，并有了自己的情绪。

在这个月内，孩子将以他出生后第1周的生长速度继续生长。这个月里孩子的体重将增加0.7～0.9千克，身长将增加2.5～4厘米，头围将增加1.25厘米。这些都是平均值。满两个月时：男婴体重3.5～6.8千克，身长52.9～63.2厘米；女婴体重3.3～6.1千克，身长52.0～63.2厘米。

（2）宝宝身体发育特点。

◎ 运动

这时孩子的运动多是反射性运动，例如每次转头时采用的防御体位，听到噪声或感到下落时，会伸开手臂（摩罗反射）。可以轻轻拉孩子的手坐起来，抬起头1～2秒钟向四周张望，以不同的视野看这个世界。孩子的腿从屈曲状态开始伸直，会把手臂放松和外展。

◎ 听力和发音

这个阶段的宝宝喜欢各种声音，每当爸爸妈妈说话时，孩子会兴奋地举起双手，对你微笑。特别喜欢妈妈的高音，能跟随着妈妈的声音转动头部，辨认声音来源。当妈妈跟他（她）说话时，他（她）会露出感到安全、舒适和愉快的表情。熟悉的音乐会让宝宝舞动四肢，如蹬腿、摆动上肢；尤其在父母唱歌时会不时有手动和脚动伴随着。两个月时，当你用清楚、简单的词汇和他说话时，会听到孩子重复某些元音（啊、啊或哦、哦），那是宝宝在和你互动。

◎ 视觉

此时，孩子仍然不能看清楚30厘米以外的物体，但能关注30厘米以内的任何东西。如果你在他面前快速晃动一个球或玩具，宝宝的眼球能跟随着球和玩具灵活地转动。会注意周围的环境，会朝着有声音的方向和移动的东西看。喜欢安静地注视人脸或人声传来的地方，喜欢看彩色的图画和立体的人物图像。

◎ 感情和社交发育

这个月内，孩子每天会用眼睛观察周围的人并聆听他们的谈话。当看到周围人笑时他感到舒心，当他咧嘴笑或做鬼脸的动作和表情，那是情感交流的互动。有时会表现悲痛、激动、喜悦等情绪，然后通过吸吮使自己安静下来。在宝宝情绪好时，对着他做出多种面部表情，让宝宝学会模仿。敏感对待宝宝的情绪体验，尽量细心和耐心地与宝宝打交道。

（3）2个月宝宝的营养需求。

2个多月的宝宝发育很快，身体对营养的需求增加了，吃东西的速度也快了，常常嘴巴一碰到奶瓶就一骨碌喝完整瓶奶。从这个月开始，宝宝唾液腺的分泌逐渐增加，开始为接受谷类食物提供消化条件，宝宝也会慢慢爱上母乳以外的食品。

这个月婴儿对营养的需求没有多大变化，每日需要热量为每千克110千卡，应继续以喝奶为主。

只要宝宝母乳吃得好，妈妈乳量充足，宝宝体重就会正常增加，一般平均每天体重增加20克左右。如果母乳不足，这时可每天先添加一次150毫升的牛奶，要是婴儿能喝下去，就照此添加下去；喝不下去，说明母乳能够供应宝宝的需求，就不需要添加牛奶了。

这个月，宝宝对蛋白质、脂肪、矿物质、维生素的需要，大都可以通过母乳和牛奶补充。人工喂养儿可补充些鲜果汁，每天20~40毫升。母乳喂养儿，如果大便干燥，也可以补充些果汁。早产儿本月可适量补充铁剂和维生素E。

2. 新妈妈喂养常识

◎ 帮助宝宝含住乳头和乳晕

（1）在宝宝张大嘴时，帮助宝宝含住乳头和大部分乳晕。因为挤压乳晕才能使乳汁流出，仅仅吸吮乳头，会使乳头疼痛，而且由于吸吮到的乳汁少，宝宝可能哭闹甚至拒绝吸吮。

（2）若母亲乳房很大，应用食指和中指在乳晕根部托按乳房，以免妨碍宝宝鼻部通气。这样做还可以防止奶水流得太快，引起宝宝呛咳。

（3）奶胀时乳头的伸展性差，宝宝不能有效地吸吮，这时可用手将乳汁挤出一些，或用热毛巾敷敷，使乳房柔软，帮助宝宝有效地吸吮。

◎ 喂奶后注意事项

（1）喂奶时应让宝宝吃尽一侧乳房再吃另一侧。若仅吃一侧的奶宝宝已经吃饱，就应将另一侧的奶挤出。这样做的目的是预防胀奶。胀奶不仅使母亲感到疼痛不适，还有可能导致乳腺炎，而且还会反射性地引起泌乳减少。

（2）给宝宝喂完奶后不要马上放在床上，而要把宝宝竖直抱起，让宝宝的头靠在母亲肩上，也可以让宝宝坐在母亲腿上，以一只手托住宝宝枕部和颈背部，另一只手弯曲，在宝宝背部轻拍，使吞入胃里的空气吐出，以防止溢奶。

（3）若宝宝含着乳头睡着了或是母亲由于某些原因不得不中断宝宝吸吮时，母亲可用一个干净的手指轻轻按压宝宝嘴角，使乳头从宝宝嘴中脱出，切不可用力把乳头硬拉出来，以免伤害乳头。

（4）母乳喂养不必加喂水，母乳含有宝宝所需的全部营养成分，其中包括水和维生素。

婴儿吐奶怎么办

宝宝由于胃容量小、食道短、而且食道和胃连接的贲门也尚未成熟，所以特别容易吐奶。你可以在宝宝吃完奶后，给他拍拍嗝，不要让他过度嬉戏。此外，也可采用少量多餐的方法。

三、第 3 个月宝宝喂养方案

1. 宝宝身体发育及营养需求

（1）宝宝身体发育指标。

这个时期是宝宝体格发育最快的时候，体重每月增长约 1 千克，身高每月增长约 4 厘米；头围增加约 1.25 厘米。两个月时孩子头上的囟门仍然开放而扁平，孩子看起来有点圆胖，但当他更加主动利用手和脚时，肌肉就开始发育，脂肪将消失。

满三个月时，身长较初生时增长约 1/4，体重已比初生时增加了 1 倍，男婴体重 4.1～7.7 千克，身长 55.8～66.4 厘米；女婴 3.9～7.0 千克，身长 54.6～64.5 厘米。

（2）宝宝身体发育特点。

◎ 听力和发声

已具有一定的辨别方向的能力，头能顺着响声转动 180 度。语言也有了一定的发展，逗他时会非常高兴并发出欢快的笑声，当看到妈妈时，脸上会露出甜蜜的微笑，嘴里还会不断地发出咿呀的学语声，发音增多，能发出清晰的元音，如啊、噢、呜等，似乎在向妈妈说着知心话。和宝宝面对面，让他看着你的嘴形，重复发这些单音，让他模仿。

无论宝宝躺着或抱着，家长都应在孩子身旁的不同方向用说话声、玩具声逗他转头寻找。当婴儿自动发音时，家长可认真聆听，并且与之应答，就像和宝宝交谈一样。家长可用不同的语调和婴儿说话，促进他对语言的感知能力。

◎ 情感和社交发展

到第3个月末时，孩子可能已经学会掌握用“微笑”谈话，有时他会通过有目的的微笑与你进行“交谈”，并且咯咯笑引起你的注意。在其他时间，他会躺着等待，观察你的反应直到你开始微笑，然后他也以喜悦的笑容作为回应。他的整个身体将参与这种对话，他的手张开，一只或两只手臂上举，而且上下肢可以随你说话的音调进行有节奏的运动。

他也模仿你的面部运动，你说话时他会张开嘴巴，并睁开眼睛，如果你伸出舌头，他也会做同样的动作。

◎ 视力发展

这时孩子的眼睛更加协调，两只眼睛可以同时运动并聚焦。这么大的孩子就已经认识奶瓶了，一看到大人拿着它就知道给自己吃饭或喝水，会非常安静地等待着。

在宝宝卧床的上方距离眼睛20～30厘米处，挂上2～3种色彩鲜艳，最好是纯正的红、绿、蓝色的玩具，如环、铃或球类。在婴儿面前触动或摇摆这些玩具，以引起他的兴趣。在婴儿集中注视后，将玩具边摇边移动（水平方向180度，垂直方向90度），使婴儿的视线追随玩具移动的方向。

（3）3个月宝宝的营养需求。

3月龄的宝宝依然以乳类喂养为主。若用母乳喂哺，每公斤体重只需蛋白质2克；若用牛乳喂养则需3.5克；若用黄豆制品喂养则需用4克。因为这3种蛋白质的质量不同，母乳优于牛乳，牛乳优于黄豆蛋白。

乳类和黄豆的蛋白质和脂肪量已能满足宝宝的需要，但牛乳的乳糖较低，黄豆内缺乏乳糖，需要补充。母乳和牛乳所含钙的量已符合营养需要，但黄豆钙的含量不足，需要补充。母乳、牛乳缺乏铁，但3个月龄的宝宝依然能够利用胎内储存的铁，不会缺乏。但是由于母乳、牛乳、豆类都缺乏维生素D，因此3月龄的宝宝依然需要补给维生素D，因此需要坚持给宝宝补充鱼肝油。母乳内B族维生素、维生素C含量依照母亲的饮食吸收的含量多少而上下浮动，但一般来说容易缺乏维生素C。牛乳的B族维生素含量较丰富，但经过制作和消毒大多数维生素C失去效用，因而3月大的宝宝需要补充维生素C。所以，要注意在两顿奶中间喂一些水果汁、绿叶菜汁、番茄汁和鲜水果泥等。这些食品中均有较丰富的维生素C，但要注意制作这些食品要用新鲜水果蔬菜，现做现吃，既要注意卫生，又要避免过多地破坏维生素C。

同时由于3个月大的宝宝唾液分泌增加，可再添加些乳儿糕或米粉，调成糊状，用小匙喂给宝宝吃，从而补充奶中不足的营养素，还可以锻炼婴儿的胃肠功能，为以奶为主食过渡到以粮食为主食做好准备，为断奶打好基础。

2. 新妈妈喂养常识

（1）3个月宝宝需要高质量母乳。

宝宝到了2~3个月的时候，特别是第3个月，已经进入了脑细胞发育的第二个高峰期，同时也是身体各个方面发育生长的高峰期。这个时期，母乳对于宝宝来说太重要了，因此，要尽可能地给宝宝多吃母乳，不但要注意宝宝的吃奶量，而且还要注意母乳的质量。

为使宝宝有足够的营养，妈妈必须保证营养的摄入量，保证足够的睡眠和休息，这样才能有既营养又充沛的奶汁。否则，妈妈奶中营养成分不丰富，尽管宝宝吃得多，但营养少，会直接影响宝宝的生长发育。另外，宝宝吃母乳时间的长短，也会影响其智力的发育。

（2）每日热量摄入控制在每千克体重100~120千卡。

这个阶段的宝宝，每日所需的热量大致是每千克体重100~120千卡，如果每日摄取的热量超过120千卡，就有可能造成肥胖。

母乳喂养的宝宝，可每周用体重计测量宝宝的体重。如果每周宝宝的体重增长都超过200克以上，就有可能是摄入热量过多；如果每周宝宝的体重增长低于100克，就有可能是摄入热量不足。

（3）不要给这个阶段的宝宝喝米粥。

这个月龄的宝宝不适合喂米粥类食物，因为此期宝宝体内缺乏消化米粥类食物的酶，容易出现消化不良。此期正是宝宝发育最快的时候，需要大量的优质蛋白质做保证，乳类食品是优质蛋白的主要来源，而吃米粥会影响奶的摄入量。米粥中主要成分是碳水化合物，过早过多吃，容易导致宝宝肥胖，最适宜吃米粥的时间应该是4~6个月后添加辅食时。

第八章

4～6个月：给宝宝尝试添加辅食

要点提示

※4～6个月宝宝的饮食仍以母乳（或配方奶）为主。

※辅食添加以尝试吃为主要目的。

※添加的量从少量开始，即从1～2勺开始，以后逐步增加，主要提供流质及泥糊状食品。

一、第4个月宝宝喂养方案

1. 宝宝身体发育及营养需求

（1）宝宝身体发育指标。

孩子到第4个月末时，后囟门将闭合。头看起来仍然较大，这是因为头部的生长速度比身体其他部位快，这十分正常，他的身体很快可以赶上。这个时期宝宝的增长速度开始稍缓于前3个月。

到满4个月时，男婴体重4.7～8.5千克，身长58.3～69.1厘米；女婴体重4.5～7.7千克，身长56.9～67.1厘米。

（2）宝宝身体发育特点。

◎ 听力及发音

这个时期的孩子在语言发育和感情交流上进步较快。高兴时，他会大声笑，笑声清脆悦耳。当有人与他讲话时，他会发出咯咯咕咕的声音，好像在跟你对话。对自己的声音感兴趣，可发出一些单音节，而且不停地重复，能发出高声调的喊叫或发出好听的声音，咿呀作语的声调变长。

◎ 情感和社交发展

在此之前，孩子不会对每个人都非常友好，他最喜欢父母，到第 4 个月时会喜欢其他小朋友。如果他有哥哥姐姐，当他们与他说话时，他会非常高兴；听到街上或电视中有儿童的声音会扭头寻找。随着孩子长大，他对儿童的喜欢也会增加。相比之下，对陌生人他只会好奇地看一眼或微笑一下。

他可能已经学会用手舞足蹈和其他动作表示愉快的心情；开始出现恐惧或不愉快的情绪。躺在床上自己咿咿呀呀地玩儿，突然，宝宝的动作停下来了，眼珠也不再四处乱看，而是只盯着一个地方，过了一会儿又恢复了正常。宝宝想表达的意思是，我正开心说呀，笑呀，可我玩着玩着突然想起一件事，我愣住想一会儿，可想不太清楚，就接着玩吧。

抱着宝宝坐在镜子对面，让宝宝面向镜子，然后轻敲玻璃，吸引宝宝注意镜子中自己的影像，他能明确地注视自己的身影，对着镜中的自己微笑并与他“说话”。

◎ 运动发展

这个月时，当他用肘部支撑时就可以抬起头部和胸部。这是一个重要的成就，让他获得自由，并根据自己的意愿向四周观看。

孩子可以自主地屈曲和伸直腿，随后会尝试弯曲膝盖，并发现可以跳。俯卧能抬头至 90 度；竖抱时头稳定；扶着腋下可以站片刻；在爸爸妈妈的帮助下，宝宝会从平躺的姿势转为趴的姿势。

能把自己的衣服、小被子抓住不放；摇动并注视手中的拨浪鼓；手眼协调动作开始发生；平躺时，会抬头看到自己的小脚丫。

趴着时，会伸直腿并可轻轻抬起屁股；还不能独立坐稳；对小床周围的物品均感兴趣，都要抓一抓、碰一碰。

◎ 视觉发展

此时他可能已经能够跟踪在他面前半周视野内运动的任何物体；同时眼睛协调也可以使他在跟踪靠近和远离他的物体时视野加深；视线灵活，能从一个物体转移到另外一个物体；头眼协调能力好，两眼随移动的物体从一侧到另一侧，移动 180 度，能追视物体，如小球从手中滑落掉在地上，他会用眼睛去寻找。

(3) 4 个月宝宝的营养需求。

婴儿在这一时期里生长发育是很迅速的，食量增加。当然每个孩子因胃口、体重等差异，食入量也有很大差别。做父母的，不但要注意到奶量多少，而且还要注意奶的质量高低。母乳喂养要注意提高奶的质量。第 4 个月是孩子脑细胞发育的第二个高峰期，也是身体各个方面发育生长的高峰，营养的好坏关系到今后的智力和身体发育，因此一定要提高母乳的质量。

4 个月的孩子除了吃奶以外，要逐渐增加半流质的食物，为以后吃固体食物做准备。婴儿随年龄增长，胃里分泌的消化酶类增多，可以食用一些淀粉类半流质食物，先从 1～2 匙开始，以后逐渐增加。孩子不爱吃就不要喂，千万不能勉强。

4 个月的孩子容易出现贫血，这是因为从母体带来的微量元素铁，已经消耗掉，如果日常食物比较单一，便跟不上身体生长的需要。因此要在辅食中添加些富含铁质的食物，如蛋黄、鱼泥、鸡鸭血等，调入乳儿糕或米糊中。

为补充 4 个月孩子体内维生素 C 的需要，除了继续给孩子吃水果汁和新鲜蔬菜水以外，还可以做一些菜泥和水果泥喂孩子。在各种蔬菜中，胡萝卜是宝宝最理想的蔬菜。胡萝卜营养丰富，是合成人体内维生素 A 的主要来源，可做成胡萝卜泥给宝宝食用。

这一时期，在添加辅食的过程中，要注意孩子的大便是否正常以及有没有不适的情况，每次添加的量不宜过多，使孩子的消化系统逐渐适应。

2. 新妈妈喂养常识

（1）为何宝宝要添加辅食?

从呱呱坠地后宝宝就开始吸吮母乳以维持发育所需，在 3 个月前母乳堪称是婴儿最完美的食物。但随着宝宝长到 4～6 个月时，妈妈们会惊讶地发现，宝宝开始饶有兴趣地盯着大人咀嚼进食，有时候小嘴还会发出“吧唧”声。这就是宝宝发出的添加辅食的信号了!

事实上，在宝宝 4 个月大时，母乳中所含维生素 B_1、维生素 B_3、维生素 C、维生素 D 以及铁等营养素不足，已无法满足宝宝发育的需求了。有些宝宝在 4 个月之后已经萌出乳牙或者乳牙即将萌出，加上唾液腺已经发育成熟，淀粉酶开始分泌，宝宝的消化能力逐步提高，已经能够消化一些淀粉类的半流质食物。由于宝宝生长速度很快，需要大量热能和营养素，如果这个阶段满足不了宝宝的营养需求，就会引起营养不良。因此，添加辅食成了一件必须摆上日程的事情。

需要妈妈们注意的是：一般从开始添加辅食到成功，需要 1～2 月的时间，也就是说，4 个月时就开始添加辅食，但很可能到 6 个月大时孩子才真正接受。这个阶段也可以说是宝宝的食物添加期，即由液体食物喂养为主向固体食物喂养为主过渡。在这一时期内，液体食物——母乳和配方奶，仍应是宝宝每日营养的主要来源，而泥糊状食物则是过渡的载体，是必须添加的食物。

（2）宝宝辅食添加的信号。

抓到东西往嘴送。在宝宝半岁大左右，就会出现抓到任何东西都往嘴里送的行为。这时，爸爸妈妈就应该想到是给宝宝加辅食的时候了。这个时期要特别注意防止宝宝误吞有害的东西，例如药物等。

对大人食物感兴趣。当喂奶还不能满足宝宝的时候，就会对大人的食物特别有兴趣，胆大的宝宝会主动抓大人手里的食物，想要尝尝是什么味道。这就是在暗示妈妈，是时候给宝宝添加辅食了。

脖子自己挺起来了。宝宝出生时，骨头很软，根本还没有发育到能支撑起自己身体的阶段。随着时间的推移，宝宝慢慢成长，开始学会自己抬头。当发现宝宝闻到食物香味就会把脖子稍微地往前伸，发出想吃的信号时，就要考虑给宝宝加辅食了。

挺舌反射消失了。宝宝出生时，会有一种挺舌反射，表现为把爸爸妈妈送入嘴里的东西吐出来。当这种反射消失的时候，就证明宝宝准备接受辅食了。

生长缓慢，远离标准值。如果是只喂母乳的宝宝，在一两个月的时间内，身高、体重的增长都不太好，生长曲线过于平缓，甚至不能达到正常标准的时候，就说明仅喂母乳已经不能满足宝宝生长的需求了，要在给宝宝喂母乳的基础上添加相应的辅食。

（3）宝宝辅食添加的顺序。

从种类讲：应按淀粉（谷物）——蔬菜——水果——动物的顺序来添加。首先应添加谷类食物并可以适当地加入含铁的营养素（如婴儿含铁营养素米粉），其次添加蔬菜汁/泥，然后就是水果汁/泥，最后开始添加动物性的食物（如蛋羹、鱼、禽、畜肉泥或肉松等）。

动物性食物添加的顺序建议为：蛋羹泥、鱼泥（剔净骨和刺）、全蛋（如蒸蛋羹）、肉末，注意：给婴儿补充铁元素，不要用蛋羹代替含铁的婴儿米粉；也不要在宝宝未满6个月的时候添加含肉的辅食。

从数量讲：应按由少到多的顺序。一开始只是给宝宝试吃与品尝，或者说在喂奶之后试吃一点，在宝宝适应后逐渐增加。

从质地讲：按如下顺序添加：先液体（如米糊、菜水、果汁等），再泥糊（如浓米糊、菜泥、肉泥、鱼泥、蛋黄泥等），再固体（如软饭、烂面条、小馒头片等）。

从时间讲：建议从 4 月龄开始添加流食（如奶粉、米糊、菜泥等）；从 6 月龄开始添加半固体的食物（如果泥、蛋黄泥、鱼泥等）；7～9 月龄时可以由半固体的食物逐渐过渡到可咀嚼的软固体食物（面粥、碎菜粥等）；10～12 月龄时，大多数宝宝可以逐渐转为进食固体食物为主的辅食。

（4）4 个月宝宝如何添加辅食？

辅食的品种和质量必须结合小儿月龄阶段的生理特点和对各种营养素的需要。4 个月到 6 个月的小儿体内淀粉酶活力增强，可以开始加淀粉类食物，如面糊、奶糕等。此期婴儿体内储存的铁已用完，也可以开始添加蛋黄了。

◎ 要一样一样地加，从一种到多种，从少量到多量，不能操之过急。

◎ 辅食要由稀到干、由细到粗、由软到硬、由淡到浓，逐渐过渡。

最开始添加辅食，不妨选择米粉。不主张过早添加蛋黄，因为过早添加蛋黄可能造成一些宝宝过敏。至于肉类的添加，一般在 9 个月后再开始（当然这也是因人而异的）。因为从婴儿消化系统生理特点考虑，刚开始添加的食物要柔软、易吞咽、易消化、不易引起过敏。肉类食物特别是瘦肉的确含有丰富的铁，但它即便做成了泥糊状，也还是需要咀嚼后才能咽下，而且它也不易消化，会加重宝宝消化系统的负担。

◎ 少盐不甜，忌油腻。

孩子的辅食不能用成人的口味和喜恶来衡量，而应从食品质量和营养需要出发。一些家长认为小孩子都喜欢吃甜食，所以有时会选择糖果、糕点等含糖高的食物作为辅食。其实这些食物还是尽量少选。虽然糖可以提供热量，但缺乏其他的营养素，而且过多摄入也会对宝宝的健康产生不利。至于盐，尽量不要添加，因为 12 个月内的婴儿肾脏功能还不完善，盐摄入过多将增加肾脏的负担，并养成孩子喜欢吃过咸食物的习惯，长期下去可能增加成年后患高血压的危险。实际上，母乳、配方奶、一般食物中均含有一定量的盐，足以满足婴儿的需要了。

（5）4 个月宝宝的辅食喂养技巧。

◎ 果汁怎么喂？

开始时，第一天喂 10 毫升，第二天喂 20 毫升，第三天喂 30 毫升。观察孩子无异常表现才可以继续加量，但无论宝宝如何爱吃，一日量也不应超过

50 毫升。

开始喂鲜榨果汁应加 1 ~2 倍水，少量糖，因为原汁对于初尝果汁的宝宝来说味道过酸、过浓，1 周后宝宝适应该果汁可试喂原汁。

◎ 菜水如何喝?

与果汁一样，也要从一种开始，用小勺喂。经过 10 毫升—20 毫升—30 毫升的前 3 天添加尝试之后，观察孩子无异常表现则可常规食用。

个别孩子不喜欢菜水的味道，家长切忌勉强灌食。可以少量多次试着喂，也可以隔几天再试，实在不适应也可先喂一段时间果汁再说。

◎ 如何喝粥?

只能吃煮得很烂的无米粒粥，每天 1 汤匙。如果宝宝消化情况良好，可从 5 个月起增至 2 ~3 汤匙，粥里加上半匙菜泥，分 2 次喂。

◎ 怎么吃蛋黄?

从 1/4 个蛋黄开始，先压碎再放入米汤或奶中，调匀后哺喂。待宝宝适应后，逐渐增至 1/2 个。

3. 4 个月宝宝喜欢吃的辅食

粳米汤

原料：粳米 100 克。

做法：粳米淘洗好，加水大火煮开，调小火慢慢熬成粥。粥熬好后放 3 分钟，然后用勺子舀取上面不含饭粒的米汤，放温即可喂食。

营养秘诀：粳米富含淀粉、维生素 B_1、矿物质、蛋白质等。

鲜果时蔬汁

原料：黄瓜 1 根，胡萝卜 1 根，芒果 1 个。

做法：黄瓜、胡萝卜切段，芒果去皮取果肉；在榨汁机里加少量矿泉水，然后加入黄瓜、胡萝卜和芒果果肉榨汁即可。给小宝宝喝时，可按 1∶1 的比例兑水。

营养秘诀：黄瓜的维生素和纤维素含量都很高，芒果和胡萝卜中除含有丰富的食物纤维外，还有大量的胡萝卜素，有助于宝宝的新陈代谢、改善视力和提高免疫力。

猕猴桃汁

原料：新鲜猕猴桃2个，白糖少许。

做法：挑选新鲜猕猴桃2个去皮切块，放入榨汁机，加水搅拌榨汁，倒出来加少量白糖即可。

营养秘诀：猕猴桃含有多种维生素、氨基酸及锌、铁、铜等微量元素，并含有大量的果胶，而且热量低，很适合宝宝饮用。另外，多吃猕猴桃还可以预防宝宝铅超标。

胡萝卜橙汁

原料：脐橙1个，胡萝卜半根，白糖少许。

做法：脐橙对切成4瓣，去皮，胡萝卜洗净切段。将橙肉和胡萝卜段放入榨汁机榨汁，加入少量白糖搅匀即可。

营养秘诀：橙子含有丰富的果胶、蛋白质、钙、磷、铁及维生素B_1、维生素B_2、维生素C等多种营养成分；胡萝卜含有丰富的β－胡萝卜素，对滋润皮肤、保养头发和眼睛都有显著效果。

香蕉苹果泥

原料：香蕉，苹果。

做法：将香蕉和苹果刮成泥，上锅隔水蒸3分钟，取出晾凉后，喂宝宝吃。

营养秘诀：香蕉、苹果含有果糖、糖醇和可溶性膳食纤维。这些物质不仅可增加食物对肠道蠕动的刺激，还可以保持宝宝便中的水分不被肠道过分吸收，是有效的便秘食疗品。

提醒：宝宝的肠胃还不适合多吃生水果，其中的酸性成分刺激性强，会造成宝宝腹泻和脾胃失调，要适当加热后再给宝宝吃。

米汤

原料：大米。

做法：将锅内水烧开后，放入淘洗干净的大米200克，煮开后再用文火煮成烂粥，取上层米汤即可食用。

营养秘诀：米汤汤味香甜，含有丰富的蛋白质、脂肪、碳水化合物及钙、磷、铁，维生素 C、B 族维生素等。

鱼泥胡萝卜泥米粉

原料：河鱼或是海鱼，胡萝卜，米粉。

做法：选择河鱼或是海鱼，蒸熟，取出肉，并将鱼刺全部除去，压成泥；将胡萝卜蒸熟，压成泥；将做好的少量鱼泥，连同胡萝卜泥一起拌在米粉里。

营养秘诀：胡萝卜素有“土人参”之美称，每 100 克胡萝卜中含钙 19 毫克，磷 23 毫克，铁 1. 9 毫克，维生素 C_6 毫克，烟酸 0. 3 毫克，β 胡萝卜素 3 毫克，还含有丰富的蛋白质、丙氨酸、天门冬氨酸、赖氨酸等 9 种氨基酸，十多种酶、葡萄糖、果胶、B 族维生素和许多矿物质。

蛋黄泥

原料：鸡蛋 1 个。

做法：将鸡蛋煮熟，用筛碗或勺子碾成泥，加入适量开水或配方奶调匀即可。最初要从 1/8 个蛋黄开始，根据宝宝的接受程度逐步添加至 1/4、1/3。

营养秘诀：蛋黄中的铁含量高，可以补充宝宝逐渐缺失的铁；同时维生素 A、维生素 D 和维生素 E 与脂肪溶解容易被机体吸收和利用。

土豆泥

原料：土豆。

做法：将一只土豆去皮并切成小块，蒸熟后用勺压烂成泥，加少量水调匀即可。

营养秘诀：土豆富含蛋白质，甚至优于大豆，最接近动物蛋白。此外还富含赖氨酸和色氨酸，蛋白质、维生素 C 均为苹果的 10 倍，维生素 B_1、B_2，铁和磷含量也比苹果高得多。

青菜泥

原料：青菜。

做法：将适量青菜叶洗净，加入沸水内煮 1～2 分钟后，取出菜叶用果汁机打碎，或在铜丝网上研磨，滤出菜泥。

营养秘诀：叶菜类蔬菜，特别是深色、绿色蔬菜，如菠菜、韭菜、芹菜等营养价值最高，主要含有维生素 C、B 族维生素和胡萝卜素，并含有较多的叶酸及胆碱，无机盐的含量较丰富，尤其是铁和镁的含量较高。

牛奶红薯泥

原料：红薯 1 块，奶粉 1 勺。

做法：将红薯洗净去皮蒸熟，用筛碗或勺子碾成泥。奶粉冲调好后倒入红薯泥中，调匀即可。

营养秘诀：红薯含有丰富的淀粉、膳食纤维、胡萝卜素、维生素 A、B 族维生素、维生素 C、维生素 E 以及钾、铁、铜、硒、钙等十余种微量元素和亚油酸等，营养价值很高，被营养学家们称为营养最均衡的保健食品，就总体营养而言，红薯可谓是粮食和蔬菜中的佼佼者。

肉末茄泥

原料：圆茄子 1/3 个，精肉末 1 勺，湿淀粉少许，麻油少许。

做法：精肉末用湿淀粉搅拌均匀，腌 20 分钟。圆茄子横切 1/3，取带皮部分较多的那半，茄肉部分朝上放碗内，将腌好的精肉末置于茄肉上，上锅蒸至酥烂，取出，淋上少许麻油，拌匀即可。

营养秘诀：茄子的营养丰富，含有蛋白质、脂肪、碳水化合物、维生素以及钙、磷、铁等多种营养成分，与肉末一起制作，有利于小孩补充钙质。

青菜汁

原料：青菜。

做法：将一碗水在锅中煮开；洗净的完整的青菜叶先在水中浸泡 20～30 分钟后取出切碎盛约一碗，加入沸水中煮沸 1～2 分钟；将锅离火，用汤匙挤压菜叶，使菜汁流入水中，倒出上部清液即为菜汁。

营养秘诀：绿叶蔬菜中含丰富的维生素和叶酸，宝宝发育必不可少。绿叶蔬菜制成菜汁，能帮助宝宝吸收丰富的钙、铁和维生素。

南瓜汁

原料：南瓜100克。

做法：南瓜去皮，切成小丁蒸熟，然后将蒸熟的南瓜用勺压烂成泥。在南瓜泥中加适量开水稀释调匀后，放在干净的细漏勺上过滤一下取汁食用，也可加入米粉中喂宝宝。南瓜一定要蒸烂。

营养价值：南瓜汁中含有丰富的可溶性膳食纤维，富含β-胡萝卜素、维生素E、维生素C、果胶等多种营养成分以及三价铬、锌、镁、钴等人体必需的多种微量元素，有润肠益肝的作用，可增强机体免疫力，是较好的宝宝辅食选择。

肉末粥

原料：新鲜猪肉。

做法：将肉整块煮烂，取出剁烂成末。将适量肉末加入菜粥或烂面条中煮沸后食用。

营养价值：猪肉含有丰富的维他命B_1，制成肉末粥，咸鲜味美，润滑适口，适用于小儿麻疹恢复期。

二、第5个月宝宝喂养方案

1. 宝宝身体发育及营养需求

（1）宝宝身体发育指标。

这段时期的婴儿，眉眼等五官“长开了”，脸色红润而光滑，变得更可爱了。此时的宝宝已逐渐成熟起来，显露出活泼、可爱的体态，身长、体重增长速度较前减慢。

满5个月的时候：男婴体重5.3~9.2千克，身长60.5~71.3厘米；女婴体重5.0~8.4千克，身长58.9~69.3厘米。

（2）宝宝身体发育特点。

◎ 运动发展

现在他将接受一个重大的挑战——坐起。随着他背部和颈部肌肉力量的逐渐增强，以及头、颈和躯干的平衡发育，他开始迈出“坐起”这一小步。

首先他要学习在俯卧时抬起头并保持姿势。可以让他趴着，胳膊朝前放，然后在他前方放置一个铃铛或者醒目的玩具吸引他的注意力，诱导他保持头部向上。

趴在床上可用双手撑起全身，扶成坐的姿势，能够独自坐一会儿，但有时两手还需要在前方支撑着。

◎ 认知发展

现在，随着孩子记忆力和注意力的加强，他不仅可接受一些信息，而且也把它们应用到他的日常生活中。

这一阶段他可以明白一个重要的概念——因果关系。在他踢床垫时，可能会感到婴儿床在摇晃，或者在打击或摇动铃铛时，会认识到可以发出声音。一旦他知道自己弄出这些有趣的东西，将继续尝试其他东西，观察出现的结果。

在最初的几个月，他认为世界仅仅由他所看见的物体构成，当你离开房间时，他认为你消失了，当你回来时，对他来说你是一个全新的人。同样，当你将玩具藏在衣服下面或者盒子内时，他认为就永远消失了，不会费心去找它。但大约到这个时候，他开始认识到这个世界比他想象得更加持久，在每天早上迎接他的是同一个人，地板上的玩具熊和昨天夜里在床上陪伴他的是同一个，你藏起来的东西实际上没有真正消失。通过捉迷藏的游戏，或者观察他周围的人来来往往，孩子在未来几个月的时间内继续学习物质永恒原则。

对大人的脸非常有兴趣，抱他时，会用手指戳你的眼睛，会抓你的眼镜；叫他的名字时，能转过头去，朝声音方向寻找。

◎ 听觉、语言发展

当宝宝啼哭的时候，如果放一段音乐，宝宝会停止啼哭，扭头寻找发出音乐的地方，并集中注意力倾听。听到柔和动听的曲子时，宝宝会发出咯咯的笑声。看熟悉的人或物会主动发音；听到叫名字会注视并微笑；开始发“g、h、l”等音。这时候的宝宝，语音越来越丰富，还试图通过吹气、咿咿呀呀、尖叫、笑等方式来“说话”。

◎ 视觉发展

现在他们才能辨别红色、蓝色和黄色之间的差异。如果孩子喜欢红色或蓝色，不要感到吃惊，这些颜色似乎是这个年龄段孩子最喜欢的颜色。在这时，孩子的视力范围可以达到几米远，而且将继续扩展。他的眼球能上下左右移动注意一些小东西，如桌上的小点心；当他看见母亲时，眼睛会紧跟着母亲的身影移动。

◎ 味觉发展

出生5个月的宝宝，舌头上已经形成感觉味道作用的味蕾，也是味觉发育和功能完善最迅速的时期。

宝宝对食物味道的任何变化，都会表现出非常敏锐的反应并留下“记忆”。因此，宝宝能比较明确而精细地区别出食物酸、甜、苦、辣等各种不同的味道。

◎ 情感社交发展

5个月大的宝宝听到母亲或熟悉的人说话的声音就高兴，不仅仅是微笑，有时还会大声笑。此时的宝宝是一个快乐的、令人喜爱的小人儿。微笑现在已经随时可见了，而且，除非宝宝生病或不舒服，否则，每天长时间展现的愉悦微笑都会点亮你的生活。这一时期是巩固宝宝与父母之间亲密关系的时期。

（3）5个月宝宝的营养需求。

5个月大的宝宝，由于活动量增加，热量的需求量也随之增加，只吃母乳或牛奶已经远不能满足孩子生长发育的需要。5个月的孩子主食喂养仍以乳类为主，但一定要注意需添加合适的辅食，除了加些糕干粉、亨氏米粉、健儿粉类外，还可将蛋黄加到1个，也可增加蛋羹、烂粥、面片等辅食，满足宝宝生长发育的需要。在大便正常的情况下，粥和菜泥都可以增加一点，可以用水果泥代替果汁。

由于这一时期宝宝已能用牙龈磨碎细而软的食物，消化液的分泌有所增强，味觉亦渐趋发达，因而可以试吃一点饼干，锻炼咀嚼能力，促进牙齿和颌骨的发育，也可喂一些禽、肉的滤糊。尤其可以在辅食单上增加各式各样的鱼类，如平鱼、黄鱼等。此类鱼肉多刺少，便于加工成肉泥。鱼肉含磷脂、蛋白质很高，并且细嫩易消化，适合这个时期宝宝发育的营养需要。但需要注意的是，一定要选购新鲜的鱼。

这一时期宝宝的牙齿与骨骼正在迅速发育，家长可以给孩子吃一些蜂蜜。蜂蜜中含有许多人体所需的矿物质，如钾、锌、钙、铁、铜、磷等，并含有各种维生素，可以强健孩子的身体，促进脑细胞的发育。尤其是便秘的小儿，不能吃泻药，给孩子食用适量的蜂蜜可起到促消化、润肠、通便的作用。

5个月大的宝宝的喂养时间，仍可按4个月大时的喂养安排继续进行。只是在辅食添加种类与量上略多一些。鱼肝油每次吃 2 滴，每天 3 次；钙片每次 2 片，每天 2～3 次。

如条件不允许可人工喂养，奶量不再增加，每天喂 3～4 次，每次喂 150～200 毫升。可以在 6 时、11 时，17 时、22 时各喂 1 次奶；9：00～10：00及 15：00～16：00 添加两次辅食。

虽然宝宝已经逐步适应辅食的摄入，但是决不能忽视奶的摄入。这个时期的宝宝身体长得很快，要注意补充钙质，以免由于缺钙形成肋外翻及鸡胸等症，而奶中就含有丰富的钙。如果宝宝每天能够摄入足够的奶，就不必特意补钙，也不必担心缺钙了。

2. 新妈妈喂养常识

（1）用配方奶喂养的宝宝，要适当控制宝宝的饮奶量。

如果让他任意吃的话，他会长得过胖，肥胖儿多半是在这个时期奠定的“根底”，所以要控制配方奶的奶量。控制的标准仍以体重的增长为依据，如果 10 天内增加体重保持在 150～200 克之间，就比较适宜，如果超出 200 克就一定要加以控制了。一般来说，每天配方奶总量不要超过 1000 毫升，不足的部分用代乳食品补足。

（2）可酌情减少喂奶次数。

5～6 个月宝宝可加的辅食应以粗颗粒食物为好。因为此时的宝宝已经准备长牙，有的宝宝已经长出了一两颗乳牙，可以通过咀嚼食物训练宝宝的咀嚼能力。同时，这一时期已进入离乳的初期，每天可给宝宝吃一些鱼泥、全蛋、肉泥、猪肝泥等食物，可补充铁和动物蛋白；也可给宝宝吃烂粥、烂面条等补充热量。如果现在宝宝对吃辅食很感兴趣，可以酌情减少一些奶量。

（3）了解宝宝的身体语言。

宝宝肚子饿时，看到食物会兴奋得手舞足蹈，身体前倾并张开嘴。相反，宝宝不饿时就会闭上嘴巴，把头转开或者闭上眼睛睡觉。

（4）不要强迫宝宝进辅食。

如果宝宝拒绝进食辅食，妈妈也不要强迫，可能宝宝还没有准备好接受辅食。若强迫他进食，就会增加日后添加辅食的难度，甚至可能给宝宝的消化系统带来负担，埋下健康隐患。

（5）防止食物过敏。

过敏是添加辅食过程中最常见的现象。腹泻与呕吐也是辅食添加不当非常容易出现的症状。发现宝宝身上出现红斑或腹泻严重，应该去医院检查。建议每次只添加少量单一种类食物，几天后再添加另一种。这样，若宝宝有任何不良反应，便可以立即知道是由哪种食物造成的了。

3.5 个月宝宝喜欢吃的辅食

快速美味红薯泥

原料：红薯1块。

做法：把红薯蒸熟压成泥，取适量给宝宝吃。

营养秘诀：红薯中含有多种人体需要的营养物质。每100克红薯中含蛋白质1.7克、脂肪0.3克、碳水化合物24.3克、纤维素3克、钙22毫克，红薯中的赖氨酸含量比大米和白面要高得多。

苹果胡萝卜泥

原料：苹果100克，胡萝卜200克。

做法：苹果、胡萝卜去皮，研磨成泥状；把苹果泥与胡萝卜泥混合，用20毫升水调稀，蒸3分钟，晾凉后即可。

营养秘诀：苹果含有多种维生素、酸类物质以及可溶性纤维果胶。1个苹果（154克）中含碳水化合物22克、膳食纤维5克、钾170毫克、钙100毫克。胡萝卜所含的营养素也很全面，每百克含碳水化合物7.6克，蛋白质0.6克，脂肪0.3克，钙30毫克，铁0.6毫克，以及维生素B_1、维生素B_2、维生素C等，胡萝卜素有维护上皮细胞的正常功能、防治呼吸道感染、促进人体生长发育及参与视紫红质合成等重要功效。

西瓜汁

原料：新鲜瓜瓤适量，干净纱布一块。

做法：把瓜瓤压烂后，用纱布过滤出西瓜汁即可。

营养秘诀：西瓜除不含脂肪外，汁液中几乎含有人体所需的所有营养成分，在解热消暑方面更是佳品。西瓜果肉中的营养成分包括蛋白质、糖、粗纤维、钾、磷、钙、铁等。

7倍粥

原料： 大米，水，大米与水的比例是1∶7。

做法： 大米浸泡2～3小时后放入锅内煮，煮开后半开锅盖小火煮30分钟后关火，再焖10分钟即成。注意，如果用1份米饭+3份水，微火煮15～20分钟，关火焖10分钟亦可。

营养功效： 大米是B族维生素的主要来源，米粥的功效包括补脾、和胃、清肺等。

提示：7倍粥适合宝宝添加辅食第2个月的后半个月食用。

红小豆粥

原料： 红豆，做好的10倍粥。

做法： 红豆煮烂至用小勺轻按即可粉碎的程度，取30克10倍粥，加入2小勺煮烂的红豆，搅匀即可。

营养秘诀： 红小豆含有丰富的蛋白质、赖氨酸，制成粥色泽红润，香甜爽口，诱人食欲，极受幼儿欢迎。

牛奶花生糊

原料： 黑芝麻20克，酸花生20颗，酸大米20克，酸牛奶适量，酸白糖少许。

做法： 将黑芝麻、花生磨成粉末。大米洗净放入水中浸泡1小时，放入锅内加2杯水焖煮。在米煮烂时，加入牛奶、花生芝麻粉并搅匀，继续煮15分钟，加少量白糖调味即可。

营养秘诀： 花生是一种营养丰富的高蛋白油料作物，蛋白质含量高达30%，营养价值可与动物性食品鸡蛋、牛奶、瘦肉媲美，并且比动物性食品更易于被吸收利用。黑芝麻富含的维生素、钙、铁、锌等，是婴儿发育的主要能源。

香蕉粥

原料： 香蕉1小段，奶粉2勺。

做法：将香蕉用勺子压成泥放入锅中，加清水煮，边煮边搅拌，成为香蕉粥。奶粉冲调好，待香蕉粥微凉后倒入，搅拌均匀。

营养秘诀：香蕉中含有丰富的钾和镁，其他维生素和糖分、蛋白质、矿物质的含量也很高。此粥不仅是很好的强身健脑食品，更是便秘宝宝的最佳食物。

牛奶蛋黄米汤粥

原料：米汤半小碗，奶粉2勺，鸡蛋黄1/3个。

做法：在烧大米粥时，将上面的米汤盛出半碗；鸡蛋煮熟，取蛋黄1/3个研成粉；将奶粉冲调好，放入蛋黄、米汤，调匀即可。

营养秘诀：富含蛋白质和钙质，蛋黄中还含有丰富的卵磷脂，对小儿生长和大脑发育有好处。

鲜玉米糊

原料：新鲜玉米半个。

做法：用刀将玉米粒削下来，搅拌成浆；用纱布将玉米汁过滤出来，煮成黏稠状即可。

营养秘诀：玉米富含钙、镁、硒、维生素E、维生素A、卵磷脂和18种氨基酸等30多种营养活性物质，能提高人体免疫力，增强脑细胞活动，健脑益智。

梨酱

原料：梨1个，冰糖适量。

做法：将梨去皮去核，切碎，与冰糖一起入锅煮；待梨酥烂以后，一边煮一边用勺子碾压，成糊状即可。

营养秘诀：不仅补充维生素和矿物质，同时对咳嗽的宝宝有辅助治疗的作用。

鲜橙汁

原料：橙子。

做法：将一只橙子横向一切为二，然后将剖面覆盖在玻璃挤橙器上旋转，使橙汁流入下面的缸内。喂食时，可以加一些温水，兑水的比例从2∶1，到1∶1，然后是原汁。

营养秘诀：鲜橙中含丰富的维生素C、果酸、维生素B_1、维生素B_2、烟酸、蛋白质、粗纤维、铁、钙、磷等，宝宝每日喝适量的橙汁有利于增进消化，补充母乳、牛奶中维生素不足，增加抵抗力，促进生长发育，还可以预防坏血病，可在宝宝4个月后喂鲜橙汁。

提示：第一次喂量约一茶匙，以后逐渐增多，最多每次不能超过80毫升；新榨的橙汁应在30分钟内饮用完。

苹果胡萝卜汁

原料：胡萝卜1个，苹果半个。

做法：将胡萝卜、苹果削皮洗净后切成丁，放入锅内加适量清水煮，约10分钟可煮烂，用清洁的纱布过滤取汁即可。

营养秘诀：胡萝卜中含丰富的β胡萝卜素，可促进上皮组织生长，增强视网膜的感光力，是婴儿必不可少的营养素；而苹果则含有多种维生素、矿物质、糖类、脂肪等，是构成大脑所必需的营养成分。苹果中的纤维，能促进生长及发育。苹果中的锌对儿童的记忆有益，能增强儿童的记忆力。

胡萝卜山楂汁

原料：新鲜山楂1~2颗，胡萝卜半根。

做法：山楂洗净，每颗切四瓣；胡萝卜半根洗净切碎。将山楂、碎胡萝卜放入炖锅内，加水煮沸，再用小火煮15分钟后用纱布过滤取汁。

营养秘诀：山楂富含有机酸、果胶质、维生素及矿物质等。其中维生素C含量比苹果高十多倍。与胡萝卜搭配的山楂汁可健胃消食生津，增进宝宝食欲。

西红柿苹果汁

原料：新鲜西红柿半个，苹果半个。

做法：将西红柿洗净，用开水烫后剥皮，用榨汁机或消毒纱布把汁挤出。苹果削皮蒸熟或直接榨汁，取1~2汤匙兑入番茄汁中。

营养秘诀： 新鲜西红柿中富含维生素 B_1、维生素 B_2、烟酸。

白萝卜生梨汁

原料： 小白萝卜一个，梨半个。

做法： 将白萝卜切成细丝，梨切成薄片。将白萝卜倒入锅内加清水烧开，用微火炖10分钟后，加入梨片再煮5分钟取汁即可食用。

营养秘诀： 白萝卜富含维生素C、蛋白质、铁冬素等营养成分；梨中富含蛋白质、脂肪、糖、粗纤维，钙、磷、铁等矿物质，多种维生素等。两种食材放在一起制成汁，能促进食欲、帮助消化，也能起到止咳润肺，利尿通便等保健作用。

三、第6个月宝宝喂养方案

1. 宝宝身体发育及营养需求

（1）宝宝身体发育指标。

这个阶段的宝宝，体格进一步发育，神经系统日趋成熟。此时的宝宝差不多已经开始长乳牙了，常是最先长出两颗下中切牙（下门牙），然后长出上中切牙（上门牙），再长出上侧切牙。

满6个月时：男婴体重5.9~9.8千克，身长62.4~73.2厘米；女婴体重5.5~9.0千克，身长60.6~71.2厘米。头围44厘米，出牙两颗（由于个体发育不同，在10个月内出牙都属于正常现象）。

（2）宝宝身体发育特点。

◎ 运动发展

此时的婴儿俯卧时，能用肘支撑着将胸抬起，但腹部还是靠着床面。仰卧时喜欢把两腿伸直举高。随着头部颈肌发育的成熟，此时期的宝宝的头能稳稳当当地竖起来了，他们就不愿意家长横抱着，喜欢大人把他们竖起来抱。一旦孩子挺起胸部，就可以帮助他“实践”坐起。

◎ 语言发展

现在的宝宝，只要不是在睡觉，嘴里就一刻不停地“说着”，尽管爸爸妈妈听不懂宝宝在说什么，但还是能够感觉出宝宝所表达的意思。如宝宝会一边摆弄着手里的玩具，一边嘴里发出“喀…哒…妈”等声音，好像自己跟自己在说着什么。

◎ 开始认人了

这个月的宝宝可以认出熟悉的人并朝他们微笑，但有些宝宝开始明显地认生，对陌生人表现出害怕的样子，不让陌生人抱，也害怕陌生的环境。如果宝宝不顺心，发起脾气也很厉害，会长时间地啼哭，拒绝吃东西，拒绝不亲近人的搂抱，而只让爸爸妈妈抱。

◎ 情绪发展

现在的宝宝高兴时会笑，受惊或心情不好时会哭，而且情绪变化特别快，刚才还哭得极其投入，转眼间又笑得忘乎所以。当妈妈离开时，宝宝的小嘴一扁一扁地似乎想哭，或者哭起来。如果宝宝手里的玩具被夺走，就会惊恐地大哭，仿佛被人伤害了似的。当宝宝听到妈妈温柔亲切的话语时，就会张开小嘴咯咯地笑着，并把小手聚拢到胸前一张一合地像是拍手。

◎ 手眼口的协调能力

6个月的宝宝，只要在眼前的东西，不管是什么伸手就抓，并且还会两只小手同时抓。但是，这时宝宝还不会用手指尖捏东西，只能用手掌和全部手指生硬地抓东西。宝宝能将一块积木传给左手，右手再拿第二块。如果妈妈逗宝宝玩，用手绢遮在宝宝的脸上，宝宝能够用手抓住并扯下来。虽然宝宝的手还不大会驱动手指，但已经能够自由地使用双手了，并且手、眼、口已经配合得比较自如了。

◎ 认知发展

此时期他已能在镜子中发现自己，并与这个新伙伴聊天。照镜子时会笑，用手摸镜中人。能够知道自己的名字，听到叫他的名字会有反应。

这个阶段，宝宝处在“发现”阶段。随着认知能力的发育，他很快会发现一些物品，例如铃铛和钥匙串，在摇动时会发出有趣的声音。当他将一些物品扔在桌上或丢到地板上时，可能启动一连串的听觉反应，包括：喜悦的表情、呻吟或者导致物件重现或者重新消失的其他反应。他开始故意丢弃物品，让你帮他捡起。这时你可千万不要不耐烦哟，因为这是他学习因果关系并通过自己的能力影响环境的重要时期。

现在，宝宝变得越来越好动，对这个世界充满了好奇心。这个阶段是宝宝自尊心形成的非常时期，所以父母要引起足够的关注，对宝宝适时给予鼓励，从而使宝宝建立起良好的自信心。当他想做一些危险的事情或者做打扰家庭成员休息的事情时，你必须加以约束。处理这个问题最有效的方法是用玩具或其他活动使孩子分心。

（3）6 个月宝宝的营养需求。

6 个月的宝宝每天可吃两次粥，每次 1/2 ~1 碗，可以吃少量烂面片。由于宝宝正在迅速成长，极有可能因为生长过快或饮食不均衡而发生贫血，因而家长要认识合理喂养的重要性，及时给孩子添加辅食，多吃菜泥、鱼泥、肝泥、肉泥、鸡蛋、绿色菜等防治贫血。辅食要注意按时添加，但要从少到多，逐渐增加辅食。

6 个月宝宝正处于出牙的时候，所以，应该给孩子一些固体食物如烤馒头片、面包干、饼干等练习咀嚼，磨磨牙床，促进牙齿生长。这一时期仍然要注意维生素和矿物质的补充，除在饮食上注意均衡和多样外，若有必要还须服用钙片和鱼肝油。

2. 新妈妈喂养常识

（1）根据实际情况添加辅食。

要根据季节和孩子身体状态添加辅食，并要一样一样地增加，逐渐到多种，如孩子大便变稀不正常，要暂停增加，待恢复正常后再增加。另外，在炎热的夏季和身体不好的情况下，不要添加辅食，以免孩子产生不适。

（2）辅食宜在吃奶前食用。

辅食宜在孩子吃奶前饥饿时添加，这样孩子容易接受。随着辅食的逐渐增加，可由每天代替半顿奶逐步过渡到代替一顿奶。

（3）要注意卫生。

婴儿餐具要固定专用，除注意认真洗刷外，还要每日消毒。喂饭时，家长不要用嘴边吹边喂，更不要先在自己的嘴里咀嚼后再吐喂给婴儿。这种做法极不卫生，很容易把疾病传染给孩子。

（4）注重锻炼宝宝的能力。

喂辅食时，要锻炼孩子逐步适应使用餐具，为以后独立用餐具做好准备。一般情况下，6 个月的婴儿就可以自己拿勺往嘴里放，7 个月就可以用杯子或碗喝水。

（5）多抚触婴儿增感情。

抚触不仅促进宝宝肌肤发育，更能在抚触按摩的过程中促进宝宝感官神经系统的发育，增强宝宝和妈妈互动的情感纽带。抚触是送给宝宝的一件无法估价的珍贵礼物，经常接受爱抚的宝宝长大后会拥有自信和乐观的性格。

一般来说，抚触持续时间保持在 10～15 分钟就可以了，最长不要超过 20 分钟，不然宝宝会厌倦。

3. 6 个月宝宝喜欢吃的辅食

椒盐饼干糊

原料：苏打椒盐饼干 1 块，橘子汁 2 小匙，蜂蜜少许。

做法：把橘子洗干净剥去皮后横切为二，将橘汁挤出，把橘子汁和蜂蜜一起放在椒盐饼干上，然后用勺子背将其研成糊状。

营养秘诀：饼干是一种非常吸引小孩喜欢的休闲食品，配以橘子汁、蜂蜜，能促进消化，其中又富含碳水化合物、糖类，能迅速为身体提供能量。

鸭梨粥

原料：鸭梨 1 个，冰糖，大米。

做法：将鸭梨洗净切成薄片，去掉梨核放入砂锅内，加入 250 毫升水，烧开后放入洗净的大米 1 两，熬至八成熟时，加入冰糖使其有甜味，再熬熟即可。

营养秘诀：梨的营养十分丰富，含蛋白质、脂肪、碳水化合物、膳食纤维、灰分、维生素 B_1、烟酸以及多种微量元素。此外，梨还含胡萝卜素、苹果酸等。梨与冰糖制成粥，有清热润燥、利尿等功效。

蛋黄奶

原料：鸡蛋，牛奶。

做法：将鸡蛋煮老去壳，按需要量经细筛研入牛奶中。

营养秘诀：蛋黄富铁质、磷质等，适用于婴儿补充铁质。

青菜粥

原料：大米 2 小勺，水 120 毫升，过滤青菜心（菠菜、油菜、白菜等的菜叶）1 小勺。

做法：把大米洗干净加适量水泡 1～2 小时，然后用微火煮 40～50 分钟，在停火之前加入过滤的青菜心，然后再煮 10 分钟左右。

营养秘诀：绿叶蔬菜中含丰富的维生素和叶酸，是宝宝发育必不可少的营养。绿叶蔬菜制成菜汁，能帮助宝宝吸收丰富的钙、铁和维生素。

紫菜汤

原料：紫菜20克。

做法：紫菜洗净，切碎，烧煮成汤，分次喂宝宝吃，

营养秘诀：紫菜含有丰富的钙、磷、铁元素及碘、硒、镁、锌等微量元素，还含有胡萝卜素、B族维生素和维生素C。

汤粥

原料：大米2小匙，汤（肉汤、菜汤、鸡架汤、鱼汤均可）120毫升。

做法：把大米洗干净放在锅内泡30分钟，然后加汤煮，开锅后再用微火煮40～50分钟。

营养秘诀：各种食物的营养成分在炖制过程中充分地渗出，含有蛋白质、维生素、氨基酸、钙、磷、铁、锌等人体必需的营养元素。制成粥后，味道鲜美，营养丰富，也不会增加消化系统的负担。

豆腐蛋汤

原料：过滤蛋黄1/2个，海味汤14杯，豆腐少许。

做法：把过滤蛋黄和海味汤一起放入，然后上火煮，边煮边搅，开锅后放少许豆腐即停火。

营养秘诀：豆腐的蛋白质含量丰富，而且豆腐蛋白属完全蛋白，不仅含有人体必需的8种氨基酸，而且比例也接近人体需要，营养价值较高。鸡蛋含有自然界最优良的蛋白质，同时富含DHA和卵磷脂、卵黄素，对神经系统和身体发育有利，能健脑益智，改善记忆力。

蛋糊

原料：过滤蛋黄1/2个，肉汤3大匙，淀粉少许。

做法：将蛋黄煮熟研碎后和肉汤一起放入锅内上火煮，然后把淀粉用水调匀后倒入锅内煮至黏稠状。

营养秘诀：鸡蛋中含有丰富的蛋白质、脂肪、维生素和铁、钙、钾等人体所需要的矿物质，制成糊后，入口即化，是宝宝非常喜爱的食品。

蛋黄酱

原料：过滤蛋黄 1/2 个，肉汤 2 大匙。

做法：把蛋黄放容器内研碎，加入肉汤研磨至均匀黏稠为止，然后放入锅内，边煮边搅拌混合。

营养秘诀：蛋黄酱营养价值很高，含有亚油酸、磷脂、维生素 A、维生素 D，维生素 E 等物质，对儿童的生长发育、提高智力、保护视力会起到良好的作用。

奶油蛋黄

原料：过滤蛋黄 1/4 个，过滤玉米面 1 大匙，肉汤一大匙，牛奶 1 大匙，菠菜末少许。

做法：将过滤蛋黄和玉米面一起放入锅内，加入肉汤，用微火煮，停火时加入牛奶，撒上菠菜末。

营养秘诀：鸡蛋黄中含有大量的卵磷脂、甘油三酯、胆固醇和卵黄素。这些成分被人体消化后，可释放出一种叫作胆碱的物质，而这种胆碱具有促进脑神经细胞生长的作用。牛奶营养丰富，含有高级的脂肪、各种蛋白质、维生素、矿物质，特别是含有较多 B 族维生素。

蛋菜

原料：蛋黄 1/2 个，切碎的西红柿 1 大匙，切碎的扁豆 1 小匙，肉汤。

做法：把蛋黄调匀；把择好（去筋）的豆放开水中煮软后切成碎末，然后把切碎的西红柿放入锅内，再加肉汤煮，待菜煮烂后把调好的蛋黄倒入锅内混合均匀。

营养秘诀：鸡蛋黄中含有大量的卵磷脂、甘油三酯、胆固醇和卵黄素，配以西红柿和扁豆入汤，味道鲜美，营养丰富，深受宝宝喜爱。

奶油蛋

原料：过滤蛋黄 1/2 个，淀粉 1/2 大匙，牛奶 2 匙，蜂蜜少许。

做法： 把过滤蛋黄、淀粉和水放入锅内均匀混合后上火熬，边熬边搅，熬至黏稠状时加入牛奶，停火后放凉时再加入蜂蜜。

营养秘诀： 奶油是从牛奶、羊奶中提取的黄色或白色脂肪性半固体食品，是维生素A和维生素D含量很高的调料，较适合缺乏维生素A的成人和儿童食用。

牛奶粥

原料： 大米2小匙，水100毫升，牛奶1大匙。

做法： 把米洗干净用水泡1~2小时，然后放火上煮，开锅后用小火煮40~50分钟，在停火前不久将牛奶放入粥锅内，再煮片刻。

营养秘诀： 此粥含钙丰富，是宝宝补充钙质的良好来源。

西红柿猪肝汤

原料： 切碎的猪肝2小匙，西红柿2小匙。

做法： 把西红柿剥皮并切碎；将切碎的猪肝放入锅内，加水或肉汤煮，然后再加入西红柿。

营养秘诀： 猪肝含有丰富的铁、磷，它是造血不可缺少的原料，同时也富含蛋白质、卵磷脂和微量元素，有利于儿童的智力发育和身体发育。

水果面包粥

原料： 普通粉面包1/3个，苹果汁，切碎的桃，橘子，杨梅等各1小匙。

做法： 把面包切成均匀的小碎块，与苹果汁一起放入锅内煮软后，再把切碎的桃、橘子和杨梅混合物一起放入锅内，再煮片刻即可。

营养秘诀： 面包是一种用五谷（一般是麦类）磨粉制作加热后的食品。面包中所含的营养素是最完全的，而水果面包粥则增加了丰富的碳水化合物和维生素，十分利于宝宝发育。

蛋黄粥

原料： 大米2小匙，水120毫升，蛋黄1/4个。

做法： 把大米洗干净加适量水泡1~2小时，然后用微火煮40~50分钟，再把蛋黄放容器研碎后加入粥锅内再煮10分钟左右。

营养秘诀：鸡蛋黄中含有大量的卵磷脂、甘油三酯、胆固醇和卵黄素，制成粥后，有浓醇的米香味，富含婴儿发育所必需的铁质，深受宝宝喜爱。

胡萝卜粥

原料：大米2小匙，水120毫升，过滤胡萝卜1小匙。

做法：把大米洗干净用水泡1~2小时，然后放锅内用微火煮40~50分钟，停火前不久加入过滤胡萝卜，再煮10分钟左右。

营养秘诀：胡萝卜中含丰富的β-胡萝卜素，可促进上皮组织生长，增强视网膜的感光力，是婴儿必不可少的营养素；制成粥后，能最大限度保留其富含的营养成分，是宝宝成长中不可或缺的食品。

胡萝卜汤

原料：鲜胡萝卜，白糖。

做法：取新鲜胡萝卜150~200克，切成大块，放入锅中煮烂后，用漏勺捞出，挤压成糊状，再放回原汤中煮沸，用白糖调味，每隔数天喂一次。

营养秘诀：胡萝卜中含丰富的β胡萝卜素，可促进上皮组织生长，增强视网膜的感光力，是婴儿必不可少的营养素。

第九章

7～9个月：为断奶做准备

要点提示

※在7～9个月，应继续让宝宝吃泥状的、糊状的和半固体的食物。

※要让宝宝学会吃高质量的菜粥或烂面条，这是宝宝学习咀嚼和吞咽的好食材。在这关键时期学会吃菜粥或烂面条，就可以顺利过渡到吃软饭或其他面食。

※这个月，宝宝还没有必要吃零食。

※要重视给宝宝补钙。

一、第7个月宝宝喂养方案

1. 宝宝身体发育及营养需求

（1）宝宝身体发育指标。

宝宝已经过半岁了，7个月宝宝渐渐学会了爬行。在这个时候，爸爸妈妈就要注意孩子的周围环境，以免出现碰伤等意外。同时，要让孩子多爬行，会有益成长发育哦。

这个时期的宝宝，身体发育开始趋于平缓。如果下面中间的两颗门牙还没有长出，这个月也许就会长出来。如果已经长出来，上面当中的两颗门牙也许快长出来了。

满7个月时：男婴体重达6.4～10.3千克，身长64.1～74.8厘米；女婴体重5.9～9.6千克，身长62.2～72.9厘米。一些宝宝已经长出2～4颗牙齿。

（2）宝宝身体发育特点。

◎ 运动

如果你把他摆成坐直的姿势，他将不需要用手支撑而仍然可以保持坐姿。孩子从卧位发展到坐位是动作发育的一大进步。当他从这个新的起点观察世界时，他会发现用手可以做很多令人惊奇的事情。他可能已经学会如何将物品从一只手转移到另一只手、从一侧到另一侧的转动并反转。翻身动作已相当灵活了。这时候孩子尽管还不能够站立，但两腿能支撑大部分的体重。扶着腋下时能够上下跳跃，坐在桌子边的时候用手抓挠桌面，可以够到桌上的玩具，会撕纸，会摇动和敲打玩具，两只手可以同时抓住两个玩具。

◎ 语言发育

此时家长参与孩子的语言发育过程更加重要，这时他开始主动模仿说话声，在开始学习下一个音节之前，他会整天或几天一直重复这个音节。能熟练地寻找声源，听懂不同语气、语调表达的不同意义。现在他对你发出的声音的反应更加敏锐，并尝试跟着你说话，因此要像教他叫“爸爸”和“妈妈”一样，耐心地教他一些简单的音节和诸如“猫”、“狗”、“热”、“冷”、“走”、“去”等词汇。尽管至少还需要1 年以上的时间，才能听懂他咿呀的语言，但周岁以前孩子就能很好地理解你说的一些词汇。

◎ 认知发育

此时的宝宝，玩具丢了会找，能认出熟悉的事物；对自己的名字有反应；能跟妈妈打招呼了；会自己吃饼干了；出现认生的行为，对许多东西表现出害怕；能够理解简单的词义，懂得大人用语言和表情表示的表扬和批评；记住离别一星期的熟人 3～4 人；会用声音和动作表示要大小便。

◎ 情感和社交发育

此时的孩子已经能够区别亲人和陌生人，看见看护自己的亲人会高兴，从镜子里看见自己会微笑，如果和他玩藏猫儿的游戏，他会很感兴趣。这时的小儿会用不同的方式表示自己的情绪，如用哭、笑来表示喜欢和不喜欢。这个时期的宝宝能有意识地较长时间注意感兴趣的事物，有分离焦虑的情绪。

（3）宝宝的营养需求。

在这个月，宝宝的奶量无须额外增加。由于大多数的宝宝已经尝试了很多种辅食，而且吃得很好，在这个月，可以适当地增加餐次，一天可以吃两顿辅食，每次的量则根据宝宝的胃口而定。第 7 个月的宝宝每天可吃两次粥，每次 1 小碗（6～7 汤匙）。一开始，粥里加上2～3 汤匙菜泥，逐渐增至3～4

汤匙。粥里可加上少许肉末、鱼肉、肉松（不是一次都加入）。也可以吃少量烂面片。鸡蛋黄应保证每天 1 个，每日要喂些菜泥、鱼泥、肝泥等，但要从少到多，逐渐增加辅食。

第 7 个月正是宝宝出牙的时候，部分宝宝牙齿开始萌出下门齿，所以，应该给宝宝一些固体食物如烤馒头片、面包干、饼干等练习咀嚼，磨磨牙床，促进牙齿生长。母乳或其他乳品每天喂 3 次或 2 次，但必须先喂辅食，然后再喂奶。

婴儿体内储存的铁只能满足出生后 4 个月以内生长发育的需要，但婴儿是以含铁量较低的乳类食品为主，且随着长大，宝宝活动量增加，对营养素的需求也相对增加，尤其是铁的需要量也相对增加。7 个月大宝宝由于免疫功能未发育成熟，抵抗力差，容易引发感染，特别是消化系统感染，引起腹泻、呕吐，会影响铁和其他营养成分的吸收，也会导致体内铁量不足。因此，这个月龄的宝宝，随着消化能力逐渐增强，乳牙的萌出，应继续增加含铁丰富的辅食，以补充肌体内所需的铁，预防缺铁性贫血的发生。

含铁较丰富的食物有动物性食物和植物性食物两大类。动物性食物中的铁易于吸收，如动物血（猪血、鸡血）、猪肝、羊肝、牛肉等，不仅含铁量高，而且吸收率可高达 20% 以上。家长应给宝宝补充动物血、肝泥、鱼泥、蛋黄等食品，每周 2 ~ 3 次。植物性食物中绿叶蔬菜中含有丰富的维生素 C，维生素 C 有助于铁的吸收，因此，家长也应给宝宝补充含铁量较高的蔬菜和水果。

这个月，宝宝还没有必要吃零食。如果在二次喂哺中间，宝宝还想吃东西，可以喂一些果汁或水果泥，也可以喂一些开水，但要控制总量。太多的果汁、水果会使宝宝有饱腹感，导致喝奶量减少；开水中最好不添加任何调味剂，特别是糖，让他养成喝白开水的习惯。同时还要注意，为宝宝制作食品时，最好用新鲜的原料，现做现吃。有皮的水果、蔬菜应去皮后再制作，破损或糜烂的水果、蔬菜不宜给宝宝吃。

2. 新妈妈喂养常识

（1）宝宝食谱仍以奶为主。

7 个月的宝宝，已经学会许多本领，可以自如地用手拿起他想拿的东西，并放入自己口中，还会发出不同的声音表达自己的意见。这个时候宝宝开始对大人的咀嚼动作感兴趣，开始模仿大人的咀嚼动作，左右移动上下颚。7 个月的宝宝可以吃许多食物了，不过仍然以奶为主。妈妈们要为宝宝搭配合理的饮食，保证宝宝营养的全面和均衡。

如果条件允许，妈妈们最好可以坚持母乳喂养至 7 个月。7 个月宝宝饮食母乳或其他乳品每次 150～200 毫升，每日 3～5 次。

（2）适当添加辅食锻炼宝宝咀嚼。

单纯的母乳或者奶粉已经满足不了 7 个月宝宝身体发育的需求，因此这个时期的宝宝喂养必须适当增加辅食。7 个月的宝宝已经开始出乳牙，咀嚼能力逐渐增强，舌头也有了搅拌食物的功能，所以宝宝的辅食也可逐渐过渡到可咀嚼的软固体食物，以便锻炼咀嚼能力，帮助牙齿发育，并促进消化功能。

在宝宝长牙期间，辅食添加和平衡的膳食对牙齿的健康发育至关重要。正确的辅食添加可以为宝宝牙齿萌发提供必要的营养，如钙、磷等矿物质和许多维生素，进而加快刚刚萌发露白的牙齿的发育。

在宝宝出牙期间，要给磨牙饼干、烤馒头片等让宝宝用手拿着吃，让他练习咀嚼，以促进牙齿发育。

妈妈们还可以为宝宝添加一些比较软的食物，锻炼他的舌头上下活动，能用舌头和上颚碾碎食物的能力。比如，菜末面片汤、烂面条、苹果泥、鲜虾麦片粥等。

需要注意的是，辅食添加要按照由软到硬，由细到粗的顺序，符合孩子牙齿生长规律，逐步让孩子学会吞咽、咀嚼。

宝宝辅食最好是糊状的食物，如土豆泥、胡萝卜泥、麦片粥等。

（3）要重视给宝宝补钙。

缺钙的宝宝会烦躁不安，常常有不明原因的哭泣，不容易入睡，而且出汗比较多，即使天气不是很热，也容易出汗。缺钙会导致宝宝食欲不振、智力低下、免疫功能下降，所以一定要重视给宝宝补钙。

3. 7 个月宝宝喜欢吃的辅食

（1）泥类辅食。

苹果泥：苹果切开，用匙轻轻刮下泥状物即可。

香蕉泥：香蕉去皮在盆内用匙搅烂即成香蕉泥。

蔬菜泥：蔬菜洗净切碎，加少许水，略调味，在锅内焖烂。

红枣泥：枣洗净后煮约 20 分钟，去核去皮压成泥。

南瓜泥：南瓜洗净去皮，蒸熟压碎。

苹果胡萝卜泥：果菜各半洗净，苹果去皮去核切碎，胡萝卜煮熟挤压成泥，倒入碎苹果煮烂，加适量蜂蜜搅匀。

菜泥：取适量的新鲜无农药污染的绿叶蔬菜，如小白菜，小青菜等，洗净，捣碎，去掉菜筋，和菜汁一起放入锅中，加适量的植物油，煮熟，即成菜泥，晾温后，可用小勺喂宝宝吃。菜泥含有较多的维生素、矿物质，是母乳中尤其是产后6个月后的母乳中所缺少的，对帮助宝宝消化、防止大便干燥、减少肠道毒素很有益处。

鱼泥：将收拾好的鲜鱼切成小块后放入水中煮，除去鱼刺、鱼皮后，将鱼肉研碎，再放入锅内加鱼汤煮，把淀粉调匀后放入锅内，煮至糊状即可。也可从红烧鱼上挑取鱼肉制作，可将鱼泥加入稀粥中一起喂给孩子吃。鱼肉中含有丰富的蛋白质、脂肪及钙、磷、锌等，并且易消化。

血豆腐泥：将动物血洗净，蒸熟后捣碎。

肝泥：把猪肝或鸡肝洗净放在水中煮，除去血水后换水煮10分钟左右，把肝外皮剥去，用勺子研成泥状，再加适量的香油搅匀，隔水旺火蒸约25分钟即可。动物肝脏含高蛋白质、磷和铁，有补血、促进脑发育的作用，可预防贫血、佝偻病、营养不良等疾病。

肉末：取适量的新鲜瘦猪肉，洗净剁成细末，蒸熟或炒熟，每隔3~5天喂1次。瘦猪肉中含动物蛋白质多，脂肪少，味道香美，容易被宝宝接受。

蔬菜猪肝泥：猪肝25克、西红柿和菠菜叶共20克。猪肝洗净去筋膜后剁成泥。蔬菜择洗净切碎，将肝和菜放入适量肉汤中煮沸加盐搅匀。

芹菜汁、芹菜泥：把鲜芹菜洗净，切成小段，放入搅拌机中，倒入少量温开水，一起搅碎成糊状，滤出渣子即可喂食。芹菜含丰富的维生素及钙、磷、铁等营养物质，能增强食欲，对小儿软骨症有辅助治疗作用。

（2）羹类辅食。

鸡蛋羹：生鸡蛋一个打入碗中，加一小杯开水及香油搅拌，搅拌后放锅里蒸5分钟即可。以鸡蛋刚好凝固又很嫩最适度，蒸的时间过长，以至于出蜂窝孔状，这样的蛋羹质硬，不好消化。鸡蛋羹可直接用小勺喂给宝宝吃，软嫩可口，营养价值高，含丰富的蛋白质、脂肪，尤其是蛋黄中含有卵磷脂及铁、钙、磷、维生素A、维生素D、B族维生素等，既可营养大脑，又能满足婴儿对铁的需要。

鱼菜蛋羹：鱼、菠菜、鸡蛋的比例为1∶1∶2。鱼剖洗净剔除骨刺剁成泥，菠菜择洗净切成碎末置鱼碗中，鸡蛋洗净磕入碗中加温开水搅匀，加到盛有鱼和菜的碗中搅匀，隔水蒸约5分钟。

绿豆羹：绿豆淘洗净，加8倍于绿豆量的水煮5分钟，再用小火将豆焖烂，加适量糖、30克琼脂搅匀。

（3）粥类辅食。

米粥：小米、大米、高粱均可，但最好在做前用水泡上1小时，这样煮时易烂。粥的稠度根据孩子大小、消化能力不同由稀到稠。

鸡肝粥：鸡肝放沸水中煮熟后，换水续煮10分钟捞出，去皮压成泥，放回锅中，加酱油、白糖搅匀烧沸即成。

肉蛋豆腐粥：猪肉20克、鸡蛋半个、豆腐20克、米30克。肉洗净剁为泥，鸡蛋搅打均匀，豆腐洗净压碎。米洗净加适量水煮至八成熟下肉泥煮至肉熟，将豆腐和蛋液倒入锅中，旺火煮至蛋熟下盐搅匀。

草莓麦片粥：将草莓洗净，去蒂捣成泥，将草莓、蜂蜜共入沸粥中，拌匀再煮沸即可。这款辅食富含维生素C、维生素B_1、维生素B_2、蛋白质、碳水化合物和多种矿物质，有补充营养、增加热量之功效。

二、第8个月宝宝喂养方案

1. 宝宝身体发育及营养需求

（1）宝宝身体发育指标。

满8个月时：男婴体重达6.9～10.8千克，身长65.7～76.3厘米；女婴体重达6.3～10.1千克，身长63.7～74.5厘米。到本月宝宝可长出2～4颗牙齿。

（2）宝宝身体发育特点。

◎ 认知发育

此时的孩子对周围的一切充满好奇，但注意力难以持续，很容易从一个活动转入另一个活动。对镜子中的自己有拍打、亲吻和微笑的举动，会移动身体拿自己感兴趣的玩具。懂得大人的面部表情，大人夸奖时会微笑，训斥时会表现出委屈。

◎ 运动

此时孩子可以在没有支撑的情况下坐起，坐得很稳，可独坐几分钟，还可以一边坐一边玩，还会左右自如地转动上身，也不会使自己倾倒。尽管他仍然不时向前倾，但几乎能用手臂支撑。随着躯干肌肉逐渐加强，最终他将学会如何翻身到俯卧位，并重新回到直立位。现在他已经可以随意翻身，一不留神就会翻动，可由俯卧翻成仰卧位，或由仰卧翻成俯卧位。所以在任何时候都不要让孩子独处。

此时的宝宝已经达到新的发育里程碑——爬。刚开始的时候宝宝爬有三个阶段，有的孩子向后倒着爬，有的孩子原地打转，还有的是匍匐向前，这都是爬的一个过程。等宝宝的四肢协调非常好以后，他就可以立起来手膝爬了。

此时他也许非常喜欢听“刷刷”的翻书声和撕纸声，不论有没有出牙，都会吃小饼干，有咀嚼动作。

◎ 手和指头的技能

到这个阶段，他基本上已经可以很精确地用拇指、食指和中指捏东西，他会对任何小物品使用这种捏持技能。如果你演示给他看，他甚至会做捏响指的动作。手眼已能协调并联合行动，无论看到什么都喜欢伸手去拿，能将小物体放在大盒子里，再倒出来，并反复放进倒出。

在摆弄物体过程中，逐步提高了对事物的感知能力，如大小、长短、轻重。孩子的手变得更加灵活，会使劲用手拍打桌子，对拍击发出的响声感到新奇有趣，能伸开手指，主动地放下或扔掉手中的物体，而不是被动地松手，即使大人帮他捡起他又扔掉。能同时玩弄两个物体，如把小盒子放进大盒子，用小棒敲击铃铛，两手对敲玩具等。会捏响玩具，也会把玩具给指定的人。展开双手要大人抱。用手指抓东西吃。将东西从一只手换到另一只手。不论什么东西在手中，都要摇一摇，或猛敲。此时的婴儿各种动作开始有意向性，会用一只手去拿东西。

◎ 语言发育

孩子从早期的发出咯咯声或尖叫声，向可识别的音节转变。他会笨拙地发出“妈妈”或“拜拜”等声音。当你感到非常高兴时，他会觉得自己所说的具有某些意义，不久他就会利用“妈妈”的声音召唤你或者吸引你的注意力。在本阶段，他每天说“妈妈”仅仅是为了实践说词汇，还不明白这些词的含义，还不能和自己的爸爸、妈妈真正联系起来。有了这样的基础，为时不久，孩子就能真正地喊爸爸妈妈了，最终他会在想进行交流时才说。

这一阶段的婴儿，明显地变得活跃了，发音明显地增多。当他吃饱睡足情绪好时，常常会主动发音，发出的声音不再是简单的韵母声“a”、“e”了，而是出现了声母音“p”、“b”等。还有一个特点是能够将声母和韵母音连续发出，出现了连续音节，如“a－ba－ba”、“da－da－da”等。

除了发音之外，孩子在理解成人的语言上也有了明显的进步。他已能把母亲说话的声音和其他人的声音区别开来，可以区别成人的不同语气，如大人在夸奖他时，他能表示出愉快的情绪，听到大人在责怪他时，他表示出懊丧的情绪。还能“听懂”成人的一些话，并能作出相应的反应，如成人说“爸爸呢”，婴儿会将头转向父亲，对婴儿说“再见”，他就会做出招手的动作，表明婴儿已能进行一些简单的言语交流。能发出各种单音节的音，会对他的玩具说话。能发出“大大、妈妈”等双唇音，能模仿咳嗽声、舌头“喀喀”声或咂舌声。孩子能对熟人以不同的方式发音，如对熟悉的人发出声音的多少、力量和高兴情况与陌生人相比有明显的区别。他也会用1～2种动作表示语言。

◎ 情感发育

如果对孩子十分友善地谈话，他会很高兴；如果你训斥他，他会哭。从这点来说，此时的孩子已经开始能理解别人的感情了。喜欢让大人抱，当大人站在孩子面前，伸开双手招呼孩子时，孩子会发出微笑，并伸手表示要抱。

（3）8个月宝宝的营养需求。

大多数宝宝在8个月大时已经长出2～4颗牙齿，在这个时候就可以尝试给宝宝断奶。宝宝的咀嚼功能已经具备，再加上活动量的增大，对食物和营养素的需求量明显增加。这时候宝宝变得想吃任何东西，也会逐渐习惯一天两顿的断奶食品，餐后的受乳量也逐渐减少。这时候要逐渐使辅食多样化。宝宝每天的饮食应包括四大类，即粮食类；奶、肉（包括鸡、鱼、肝）、蛋等动物性食物类；豆制品类；蔬菜、水果类，以保证均衡合理的营养。8个月后宝宝的食物中可放一些细小的块状食物，从而强化咀嚼能力。再有，辅食的营养及口味最好多样化，避免宝宝日后出现挑食的毛病。

在注重辅食品质的同时，应逐渐减少喂奶次数。满8个月可减少到每天喂3次，但全天总量不少于600毫升。当然，具体情况应根据宝宝的个体差异灵活掌握，以婴儿吃饱且能消化为度。

如果在这时期要锻炼宝宝自己吃饭的能力，可以让宝宝自己拿小饼干、面包皮等吃。家长可以做吃东西的动作让宝宝学习，但是要注意：在宝宝自己吃东西的时候，家长必须要陪着宝宝，以免食物卡在喉咙里。

宝宝的进餐时间要把握好，一般为20～30分钟。要根据宝宝的行为表现判断是否已经吃好，一般吃不完的要取走，同时要严格执行两小时内不再给宝宝任何食物，培养宝宝良好的进食习惯。

2. 新妈妈喂养常识

（1）8 个月的宝宝可以吃固体食物。

8 个月的宝宝有的已经出了几颗牙了，有的只出了一两颗牙，甚至有的宝宝出牙晚，这个时候也还没有完全长出来，但是，不管宝宝出牙的情况怎么样，都要吃一些固体食物了，比如烤面包片、馒头片、磨牙棒等。爸爸妈妈不用担心宝宝吃不了固体食物，宝宝会用他的小牙床来咀嚼食物并很好地咽下去，同时，这些固体食物对宝宝出牙也是有帮助的。

（2）可以喂养一些富含蛋白质的食物。

从宝宝 8 个月起，母乳量开始减少，有些母亲的奶量虽然没有减少，但质量已经下降。所以，必须给孩子增加辅食，以满足小儿生长发育的需要。宝宝 8 个月时，消化蛋白质的胃液已经充分发挥作用了，所以，可适当多吃一些富含蛋白质的食物，如豆腐、奶制品、鱼、瘦肉等。孩子吃的肉末，必须是新鲜瘦肉，可剁碎后加佐料蒸熟吃。

（3）不要添加调料。

有的宝宝喜欢吃白米粥或者白面条里加上酱油、肉汤等调料，其实这样的喂法并不是很好。1 岁以内的宝宝最好不要摄入盐分，否则会加重宝宝肾脏的负担。可以让宝宝吃一口粥或者面条，然后吃一口菜，这样才会让宝宝尝出不同的食物有不同的味道，增加宝宝吃辅食的兴趣。

（4）辅食不能一次添加两种。

我们说的一次添加一种辅食，指的是之前没有加过的辅食，不能两种同时加，还是要一种一种地加，加完一种宝宝吃了没有过敏等异常反应，再加下一种，而已经加过的辅食就可以混着添加了。这个月，宝宝可以吃肉、蛋、各种水果泥、各种菜泥，甚至是碎菜，有的宝宝可以直接吃苹果了。不过，妈妈要注意把水果切成小块给宝宝，同时要注意安全，不要因为宝宝咀嚼、吞咽能力不强，而导致水果卡在喉咙，或者是使宝宝对水果消化不完全导致腹泻。

（5）8 个月宝宝辅食应如何添加？

8 个月的宝宝食物还是以母乳或配方奶为主，其他时间再适当添加辅食。

主要食物：母乳或配方奶。

辅助食物：白开水、鱼肝油（维生素 A、维生素 D 比例为 3∶1）、水果汁、菜汁、菜汤、肉汤、米粉（糊）、蒸全蛋、菜泥、水果泥、肉末、碎菜末、稠粥、烂面条、肝泥、肉泥、动物血、豆腐。

餐次：每4 ~5 小时一次。

3. 8 个月宝宝喜欢吃的辅食

蒸南瓜

原料：南瓜。

做法：将南瓜或红薯置于盘子内，上锅蒸熟即可。

营养秘诀：南瓜中的甘露醇有通便功效，所含果胶可减缓糖类的吸收。

番茄鸡蛋什锦面

原料：鸡蛋半个，儿童营养面条适量，番茄，黄花菜，花生油。

做法：将黄花菜用温水泡软，择洗干净，切寸段；番茄洗净切块；鸡蛋打散；锅中淋少许油，稍热，再依次放入黄花菜、番茄煸炒片刻，加入清水；水沸后放入面条，快熟时淋上打散的鸡蛋液。

营养秘诀：清除自由基，保护细胞。

肝肉泥

原料：猪肝和瘦猪肉。

做法：将猪肝和瘦猪肉洗净，去筋，放在砧板上，用不锈钢汤匙按同一方向以均衡的力量刮，制成肝泥、肉泥。然后，将肝泥和肉泥放入碗内，加入少许冷水搅匀，上笼蒸熟即可食用。

营养秘诀：有利于改善贫血。

猪骨胡萝卜泥

原料：胡萝卜 1 小段，猪骨适量。

做法：猪骨洗净，与胡萝卜同煮，并滴 2 滴醋进去。待汤汁浓厚、胡萝卜酥烂时，捞出猪骨和杂质，用勺子将胡萝卜碾碎即可。

营养秘诀：猪骨中的脂肪可促进胡萝卜素的吸收。

鸡汁土豆泥

原料：土鸡一只，土豆1/4个。

做法：将土鸡洗净斩块，入沸水中焯一下，慢火熬汤，取部分汤汁冷冻。土豆洗净去皮上锅蒸熟，取出研成泥。取鸡汤2勺，稍煮，浇到土豆泥中即可。

营养秘诀：土豆里面有丰富的维生素A、维生素C、矿物质、纤维素以及优质淀粉，维生素C的含量甚至比一些水果还要高，制成泥能最大限度保留土豆营养价值。

鱼泥豆腐苋菜粥

原料：熟鱼肉，盒装嫩豆腐，苋菜嫩叶，米粥，适量高汤，熬熟植物油。

做法：豆腐切细丁，苋菜取嫩芽开水烫后切细碎，熟鱼肉压碎成泥（不能有鱼刺）。将白粥加入鱼肉泥、高汤（鱼汤）煮熟烂。再加入豆腐与苋菜，及熬熟的植物油，煮烂后即可。

营养秘诀：苋菜富含丰富的铁、钙和维生素K，可以增加人体血红蛋白含量并提高其携氧能力，促进宝宝的造血功能。

菠菜蛋黄粥

原料：菠菜，鸡蛋黄1个，软米饭，适量高汤，熬熟植物油。

做法：将菠菜洗净，开水烫后切成小段，放入锅中，加少量水熬煮成糊状备用。将1个蛋黄、软米饭、适量高汤（猪肉汤）放入锅内煮烂成粥。将菠菜糊、熬熟植物油加入蛋黄粥即成。

营养秘诀：鸡蛋中的大多数蛋白质都集中在蛋黄部分。此外蛋黄还富含珍贵的脂溶性维生素，不饱和脂肪酸，磷，铁等微量元素，对宝宝发育十分有益。

胡萝卜泥青菜肉末菜粥

原料：胡萝卜，青菜，蒸熟肉末，大米厚粥，适量高汤，熬熟植物油。

做法：将胡萝卜、青菜煮熟制作成泥。锅内放入肉末、厚粥、高汤（猪肉汤）；再加入胡萝卜泥、青菜泥，小火炖开后，加入熬熟的植物油煮开即成。

营养价值：胡萝卜能提供丰富的维生素 A，能增强人体免疫力，它的芳香气味是挥发油造成的，能增进消化，并有杀菌作用。青菜含有维生素 C、B 族维生素和胡萝卜素，并含有较多的叶酸及胆碱，无机盐的含量较丰富，尤其是铁和镁的含量较高。

虾仁豆腐豌豆泥粥

原料：熟虾仁，嫩豆腐，鲜豌豆，厚粥，适量高汤，熬熟植物油。

做法：熟虾仁剁碎备用；嫩豆腐用清水清洗剁碎，鲜豌豆加水煮熟压成泥备用。将厚粥、熟虾仁、嫩豆腐丁、鲜豌豆泥及高汤放入锅内，小火烧开煮烂后，加入熬熟的植物油即成。

营养秘诀：虾含有 20% 的蛋白质，是蛋白质含量很高的食品之一，是营养均衡的蛋白质来源。豆腐的蛋白质含量丰富，而且豆腐蛋白属完全蛋白，不仅含有人体必需的 8 种氨基酸，而且比例也接近人体需要，营养价值较高。豌豆营养丰富，籽粒含蛋白质 20% ~24%，碳水化合物 50% 以上，还含有脂肪、多种维生素。

菠菜土豆肉末粥

原料：菠菜，土豆，蒸熟肉末，适量高汤，熬熟植物油。

做法：菠菜洗净开水烫过后剁碎；土豆蒸熟压成泥备用。将厚粥、熟肉末、菠菜泥、土豆泥及适量高汤放入锅内，小火烧开煮烂后，加入熬熟的植物油即成。

营养秘诀：菠菜含有大量的 β 胡萝卜素，也是维生素 B_6、叶酸、铁质和钾质的极佳来源。土豆营养丰富，内含丰富的赖氨酸和色氨酸，这是一般粮食所不可比的，还富含钾、锌、铁等。

鱼泥青菜番茄粥

原料：熟鱼肉，青菜心，番茄，米粥，适量高汤，熬熟植物油。

做法：鱼肉蒸熟去刺压成泥；青菜心洗净后在开水中氽熟，用刀剁碎备用。番茄开水烫后去皮去籽，用刀剁碎；将番茄先加入备好的高汤内煮烂熟，再加入米粥，鱼泥、菜心泥用小火炖开，加入熬熟的植物油即成。

营养秘诀：鱼是人类食品中动物蛋白质的重要来源之一，鱼含动物蛋白和钙、磷及维生素A、维生素D、维生素B_1、维生素B_2等重要物质，鱼肉中蛋白质含量丰富，其中所含必需氨基酸的量和比值最适合人体需要。青菜含有维生素C、B族维生素和胡萝卜素，并含有较多的叶酸及胆碱，无机盐的含量较丰富，尤其是铁和镁的含量较高。番茄含有丰富的胡萝卜素、维生素B和维生素C，尤其是维生素P的含量居蔬菜之冠。

番茄土豆鸡末粥

原料：鸡胸脯肉末，西红柿，土豆，软饭，适量高汤，熬熟植物油。

做法：取一个土豆洗净后入锅加水煮熟，去皮，切成小丁。西红柿洗净后用开水烫一下，切成小块。起油锅，然后放入新鲜鸡胸脯肉末，煸熟后推向锅的一侧，然后在锅中放入西红柿丁，煸炒至熟，再把两者混合一块。将鸡末、西红柿、土豆丁和软饭一起放入锅内，用文火煮5～10分钟，待粥香外溢则成。

营养秘诀：番茄含有丰富的胡萝卜素、B族维生素和维生素C，尤其是维生素P的含量居蔬菜之冠。土豆营养丰富，内含丰富的赖氨酸和色氨酸，这是一般粮食所不可比的。鸡胸脯肉的脂肪含量很低，维生素却很多，每100克鸡肉含钙13毫克、磷190毫克、铁1.5毫克。

贝母粥

原料：川贝母，大米粥，冰糖适量。

做法：将贝母研成细末备用；将大米粥先用小火煮开，加入贝母粉、冰糖，再用小火烧煮片刻即成。

营养秘诀：大米可提供丰富B族维生素；大米具有补中益气、健脾养胃、益精强志、和五脏、通血脉、聪耳明目、止烦、止渴、止泻的功效，是补充营养素的基础食物；配以冰糖、川贝母，能起到润肺、化痰止咳的功效。

芝麻粥

原料：黑芝麻，大米，白砂糖适量。

做法：黑芝麻炒熟后研碎。大米淘洗干净开水浸泡1小时，再加入适量开水煮至米酥汤稠，加入研碎的黑芝麻粉，继续稍煮片刻，加入白砂糖。

营养秘诀：每100克黑芝麻中含蛋白质21.9克、脂肪61.7克、钙564毫克、磷368毫克、铁50毫克，配以大米煮粥，能最大限度释放其各类营养元素，深受宝宝喜爱。

三、第9个月宝宝喂养方案

1. 宝宝身体发育及营养需求

（1）宝宝身体发育指标。

满9个月时，男婴体重达7.2～11.3千克，身长67.0～77.6厘米；女婴体重达6.6～10.5千克，身长65.0～75.9厘米。此时宝宝长出牙齿2～4颗。

（2）宝宝身体发育特点。

◎ 手和指头的技能

拇指和食指能捏起细小的东西。此时的孩子会出现一个非常重要的动作，就是伸出食指，表现为喜欢用食指抠东西，例如抠桌面，抠墙壁。这些动作的出现不是偶然的，是孩子心理发展到一定阶段表现出来的能力，是表示孩子出现了一些探索性的动作。婴儿在摆弄物体的过程中能够初步认识到一些物体之间最简单的联系，比如敲击东西会发出声音，所以他才会不厌其烦地反复地敲，这是孩子最初的一些“思维”活动，是孩子心理发展的一大进步。家长应提供机会让孩子做一些探索性的活动，而不应该阻止或限制他。

◎ 运动

扶立时背、髋、腿能伸直，搀扶着能站立片刻，能抓住栏杆从坐位站起，能够扶物站立，双脚横向跨步，也能从坐立主动躺下变为卧位，而不再被动地倒下。

◎ 语言发育

现在他能够理解更多的语言，你们的交流具有了新的意义。在他不能说出很多词汇或者任何单词以前，他可以理解的单词可能比你想象的多。尽可能与孩子说话，可增加孩子的理解能力，告诉他周围所发生的事情，要让你的语言简单而特别。无论你给他翻阅还是与他交谈，都要给孩子充足的参与时间。提问并等待孩子的反应，或者让孩子自己引导。此时他也许已经能用简单语言回答问题：会做3～4种表示语言的动作；对不同的声音有不同的反应，当听到“不”或“不动”的声音时能暂时停止手中的活动；知道自己的名字，听到妈妈说自己名字时就停止活动，并能连续模仿发声；听到熟悉的声音时，能跟着哼唱，说一个字并表示以动作，如说“不”时摆手，“这”、“那”时用手指着东西。

◎ 认知发育

此时的宝宝也许已经学会随着音乐有节奏地摇晃，能够认识五官，能够认识一些图片上的物品，例如他可以从一大堆图片中找出他熟悉的几张；有意识地模仿一些动作，如：喝水、拿勺子在水中搅等；可能他已经知道大人在谈论自己，懂得害羞；会配合穿衣；会与大人一起做游戏，如大人将自己的脸藏在纸后面，然后露出脸让孩子看见，孩子会高兴，而且主动参与游戏，在大人上次露面的地方等待着大人再次露面。

◎ 情感发育

之前一段时期，宝宝是坦率、可爱的，而且和你相处得非常好；到这个时候，他也许会变得紧张执着，而且在不熟悉的环境和人面前容易害怕。他行为模式出现巨大变化是因为，他有生以来第一次学会了区别陌生人与熟悉的环境。本阶段可以预期的焦虑情绪是孩子与你关系健康的证据。对陌生人感到焦虑，甚至对以前可以很好相处的亲属或儿童看护者，现在也会表现为躲藏或者哭泣，特别是在他们草率地接近时。这是孩子情感发育旅程中的一个里程碑。这种情况是正常反应，不必感到忧虑。

同时，他对你更加依恋，这是分离焦虑的表现。正如他开始认识到每一个物体都是独特而永恒的，他也会发现只有一个你。当你走出他的视野时，他知道你在某个地方，但没有与他在一起，这样导致他更加紧张。他几乎没有时间概念，因此不知道你什么时候，或会不会回来。稍大一些，过去与你一起相处的记忆将在你离开期间安慰他，他会期望和你重新团聚。情感分离通常在10到18个月期间达到高峰，在一岁半以后慢慢消失。不要抱怨他的占有欲，尽你的努力维持更多的关心和好心情。你的行动可以教授他如何表达爱并得到爱，这是他在未来许多年赖以生存的感情基础。

（3）9个月宝宝的营养需求。

宝宝到了这个时候就可以吃相当多的东西了，所以一天可以喂三次食物。食物的软硬度以宝宝的牙龈能咬碎的固体食物为佳，如喂给宝宝稠粥、面片、菜泥、蛋羹、豆腐末等都可以。

虽然宝宝的摄取量越来越多，但是一天所需的热量，仍有三分之一是来自乳类的。虽然母乳喂养需要按需喂养，如果是配方奶喂养还是要定时，但是相对来说还是可以灵活掌握，不必一定要把时间规定死。

一般情况下宝宝都很爱吃断奶食品，不过，如果断奶进行得不顺利，也可以使用补充营养成分的奶粉，持续喂给宝宝。有的宝宝对牛奶过敏，如有类似的情况，也可以用别的食物来补充营养，如果宝宝对蛋类过敏，就可以用豆腐或鱼取代。

9 个月后是宝宝建立进餐规律的阶段。他们开始登堂入室，在餐桌上占有一席之地了。他们正式进入离乳期，规律的进食将会慢慢替代乳品的营养地位。经过几个月的辅食添加训练，他们可接受的食物范围扩大了，常见的食物已不在话下。虽然宝贝在餐桌上仍是个“小麻烦”，但这是让他们领会正常进食规律的一个重要过渡。

2. 新妈妈喂养常识

（1）9 个月宝宝食谱仍以泥糊状食物为主。

9 个月宝宝基本已经长出 2～4 颗牙齿，但这些乳牙脆弱，无法用于大力啃咬较硬的食物。因此 9 个月宝宝的食谱依然是以泥糊状食物为主食，而且奶量一定不能少。9 个月宝宝的舌头已经发育得十分灵活了，舌体可以上下运动，妈妈可以根据这个特点适当安排烂面条或者较稠的菜粥、肉泥等食谱。

（2）辅食中加入一些磨牙的食物。

9 个月的宝宝处在长牙的关键时期，因此这阶段应该继续让宝宝吃泥状的、糊状的和半固体的食物，同时要让宝宝学会吃高质量的菜粥或烂面条，让宝宝练习咀嚼和吞咽。这个时候给宝宝安排粥类和烂面条等食物，可以让宝宝的身体有适应的机会，可以逐步过渡到吃软饭和其他面食。

由于长牙，宝宝的牙床会发痒，喜欢咬这咬那。妈妈可以在宝宝的食谱中加入一些磨牙的食物，缓解宝宝长牙的不适。稍硬一些的蔬菜、水果、谷物都能派上用场。

（3）宝宝的全天饮食要合理搭配营养。

9 个月的宝宝已经学会爬行，甚至开始学走路了。他们的体能消耗较多，因此要适当增加碳水化合物、脂肪和蛋白质类食物。但是要注意，辅食添加时，每次只能增加一种，等到宝宝适应了以后，若无不良反应才添加另外一种。

9 个月的宝宝可以开始吃红肉了，妈妈可以将肉类打成肉泥给宝宝吃，也可以熬肉汤、肉粥给宝宝，但是要注意烹调肉汤时一定要将表面的油脂去掉，而且不要让宝宝只喝汤而忽略了营养精华汤渣。

此月为断奶做准备，宝宝的全天饮食应合理搭配营养，至少有两餐以辅食为主，不要偏食。每周加一种新的肉类食物，让婴儿用手取食切成小块的水果、面包等。水、果汁、土豆泥、豆腐、菜汤、婴儿饼干、米糊、米粉、面条、鱼松、肉松、鱼汤、肉末等各类辅食均可给予，制作上更进一步复杂化，向断奶婴儿发展。但刺激性食物、坚果、太甜、太腻、太咸的食物不宜喂。

在安排9个月宝宝食谱时，要注意均衡营养搭配，面食、蔬菜水果和肉类一定要搭配妥当。另外一定不能少了奶量，如果戒奶了可以给宝宝喂配方奶。食物中要富含热量、动物蛋白质、铁、锌以及维生素A、B族维生素等，以满足宝宝身体发育需要。

（4）9个月宝宝喂养要点。

9个月宝宝已进入离乳初期，妈妈每天可以给宝宝吃一些鱼泥、全蛋、肉泥、猪肝泥等食物，给宝宝补充铁和动物蛋白，也可给宝宝吃烂粥、烂面条等补充热量。如果现在宝宝对吃辅食很感兴趣，可以酌情减少一次奶量。母乳或奶粉应每隔4小时喂1次。

3. 9个月宝宝喜欢吃的辅食

乳酪粥

原料：粥1小碗，乳酪5克。

做法：将乳酪切成小块；粥煮开，放入乳酪块；乳酪融化后关火。

营养秘诀：乳酪中含有丰富的钙质，是补钙的重要食物之一，尤其是对奶量不足的宝宝更是一个重要的食物。

牛肉粥

原料：牛里脊2勺（20克），土豆1/8个，牛肉汤1杯，米饭1/4碗，淀粉少许。

做法：将土豆去皮切小碎块；将牛里脊切成肉末，用淀粉拌匀；将土豆块，米饭，牛肉汤放入锅内煮黏稠；将拌好的牛肉末下锅再煮5~8分钟即可。

营养秘诀：牛肉具有补脾胃、益气血、除湿气、消水肿、强筋骨等作用，再配以粳米煮粥，更宜脾胃之气。宝宝食用此粥，则可脾胃健壮、气血充盈、筋骨强健。

蒸鱼泥豆腐

原料：豆腐 1/10 块，鱼泥 1/2 勺。

做法：将豆腐碾碎；加入鱼泥，倒入小碗蒸 15 分钟。

营养秘诀：鱼肉和豆腐中蛋白质含量丰富，所含必需氨基酸的量和比值最适合人体需要，营养价值很高。

胡萝卜肉末

原料：胡萝卜 20 克，牛肉 10 克，鸡蛋半个，植物油少许。

做法：将胡萝卜洗净切成丝，在锅内放入植物油烧热后将胡萝卜丝炒熟，盛出后用刀剁成泥状。将牛肉洗净剁成肉末，盛入碗内并加入少许植物油、水及鸡蛋，然后加入胡萝卜泥和淀粉浆搅拌均匀，用蒸笼蒸熟即可。

营养秘诀：胡萝卜能提供丰富的维生素 A，能增强人体免疫力，它的芳香气味是挥发油造成的，能增进消化，并有杀菌作用。

肝末蛋羹

原料：猪肝 20 克，鸡蛋半个，香油少许。

做法：将猪肝洗净切成片，在开水中焯一下，捞出后去筋、去包膜后剁成泥，放入碗中。将鸡蛋磕入肝泥碗中，加入少量水调匀，用蒸锅蒸熟，再加几滴香油即可。

营养秘诀：猪肝含有丰富的铁、磷，也特别具有补肝明目、养血补血的功效，是造血不可缺少的原料。

肉末卷心菜

原料：卷心菜 50 克，猪肉 10 克，植物油少许。

做法：将卷心菜洗净用开水焯后切碎。将猪肉洗净后切肉末，炒锅加热加入植物油，再加入肉末翻炒后加入卷心菜炒匀出锅。

营养秘诀：卷心菜含有多种人体必需的氨基酸，还含有维生素C、维生素U，胡萝卜素、维生素B_1、维生素B_2、烟酸和蛋白质、脂肪、钾、钙等，有健胃补肾作用，常食可强身壮体。猪肉有滋阴润燥作用。此菜含有婴儿生长发育必不可缺的营养素。

鸡蛋布丁

原料：鸡蛋1个，奶粉10克，糖少许，温开水10毫升。

做法：鸡蛋打散备用；配方奶（使用妈妈的母乳也可以），加少量糖，以温开水调匀；把奶缓缓倒入蛋液中拌匀；放锅中蒸熟即可食用。

营养秘诀：婴儿食用蛋类，可以补充奶类中铁的匮乏。蛋中的磷很丰富，但钙相对不足，所以，将奶类与鸡蛋共同喂养婴儿，就可以做到营养互补。

双蛋黄豆腐

原料：鸡蛋，熟咸鸭蛋，内酯豆腐，麻油少许。

做法：将鸡蛋放入锅中，加水没过鸡蛋，上面覆上蒸架。将豆腐放入盘中，划成薄片，放蒸架上。水沸后5分钟关火。将鸡蛋取出，取蛋黄，和咸鸭蛋蛋黄一小块一起用碗筛或勺子研碎，撒在豆腐上，淋上麻油。

营养秘诀：蛋黄富含珍贵的脂溶性维生素，单不饱和脂肪酸，磷，铁等微量元素，对生长发育都十分有益。

蒸苹果

原料：苹果。

做法：将苹果洗净带皮放碗内入锅蒸熟，待温凉食用。

营养秘诀：可生津、开胃，同时具有止泻功效，是腹泻宝宝的极佳美食。

肉糜蒸蛋

原料：精肉末，鸡蛋，麻油。

做法：将鸡蛋打散，加入肉糜继续打匀后，慢火蒸15分钟，吃时淋上麻油即可。

营养秘诀：猪肉为人类提供优质蛋白质和必需的脂肪酸，还可提供血红素（有机铁）和促进铁吸收的半胱氨酸，能改善缺铁性贫血。蛋黄中的铁质达7毫克/100克，婴儿食用蛋类，可以补充奶类中铁的匮乏。

莲子百合银耳羹

原料：莲子，新鲜百合，银耳，冰糖。

做法：把莲子、新鲜百合洗净，银耳洗净掰碎，连同冰糖一起放入炖煲内慢炖两个小时左右，至原料酥烂即可。

营养秘诀：百合润肺止咳、莲子清热解毒、银耳养肺活血，再加冰糖调和，是春秋季最佳糖水，具有润燥清热作用，非常适合咳嗽的患儿。

松仁豆腐

原料：豆腐，松仁。

做法：将豆腐划成片，上锅蒸熟。松仁洗净用微波炉烤至变黄，用刀拍碎，撒在豆腐上。

营养秘诀：富含蛋白质，碳水化合物和丰富的矿物质。

第十章

10～12 个月：宝宝能否断奶的关键期

要点提示

※这阶段的目标是逐步建立全天三餐三点的饮食模式：即早晚喝奶，午餐和晚餐吃高质量的菜粥或烂面条，上午 9 点及下午 3 点左右各一次点心，一天共有 6 次。

※到 8 个月时大多数宝宝也能够吃“手指食物”（能被宝宝独自吃下去的食物）。

※到 12 个月时，大多数宝宝可以吃的食物类型和其他家庭成员一样。

※不要强迫宝宝吃不喜欢的食物，逐渐将辅食变为主食。

一、第 10 个月宝宝喂养方案

1. 宝宝身体发育指标和营养需求

（1）宝宝身体发育指标。

10 个月的宝宝现在可以畅通无阻地到处爬行，可以利用各种方式移动身体，拿到心仪的玩具。在体形方面，孩子的身长会继续增加，给人的印象是瘦了。男婴的平均体重为 9.91 千克，女婴为 9.4 千克。男婴的平均身长为 75.43 厘米，女婴 73.99 厘米。男婴头围为 46.35 厘米，女婴为 45.18 厘米。男婴胸围为 45.97 厘米，女婴为 45.15 厘米。陆续又长出 2～4 颗门牙。

（2）宝宝身体发育特点。

◎ 情感发展

随着时间的推移，孩子的自我概念变得更加成熟，他会在见陌生人和与你分离时几乎没有障碍，他自己也将变得更加自信。喜欢被表扬；主动亲近小朋友。以前你可能在他舒服时指望他能听话，但是现在通常难以办到，他将以自己的方式表达需求。

当他变得更加活跃时，你会发现你经常需要说不，以警告他远离不应该接触的东西。即使他可以理解词汇以后，他也可能根据自己的意愿行事，必须认识到这仅仅是强力反抗将要来临的前奏。

在这个阶段，孩子可能会表现出害怕他以前学步时曾经适应的物品或情况的现象。在这个时期，害怕黑暗、打雷和吸尘器的声音很常见。

◎ 动作发展

此时的宝宝能够独自站立片刻，能迅速爬行，大人牵着手会走；这一阶段是向直立过渡的时期，一旦孩子会独坐后，他就不再老老实实地坐了，就想站起来了。

孩子可以拉着栏杆从卧位或者坐位站起来，双手拉着妈妈或者扶着东西蹒跚挪步。有的孩子在这段时间已经学会一手扶物地蹲下捡东西。

随着孩子学会随意打开自己的手指，开始喜欢扔东西。如果将小玩具放在他椅子的托盘或床上，他会将东西扔下，并随后大声喊叫，让别人帮他捡回来，使得他可以重新扔掉。如果向孩子滚去一个大球，起初他只是随机乱拍，随后他就会拍打，并可以使球朝你的方向滚过去。

◎ 认知发展

此时的宝宝能够认识常见的人和物。他开始观察物体的属性，从观察中会得到关于形状（有些东西可以滚动，其他则不能）、构造（粗糙、柔软或光滑）和大小（有些东西可以放入别的东西中）的概念，甚至开始理解某些东西可以食用，而其他的东西则不能，尽管这时他仍然将所有的东西放入口中，但只是为了尝试。

遇到感兴趣的玩具，试图拆开看里面的结构；体积较大的物品，知道要用两只手去拿，并能准确找到存放食物或玩具的地方。此时宝宝的生活已经很规律了，每天会定时大便，心里也有一个小算盘，明白早晨吃完早饭后可以去小区的公园里溜达。

◎ 语言发展

此时的宝宝也许已经会叫妈妈、爸爸，能够主动地用动作表示语言；孩子发出可识别的词汇的年龄有很大差异，有些孩子已经学会 2~3 个词汇，但可能性更大的是，孩子的语言是一些快而不清楚的声音，这些声音具有可识别语言的音调和变化。只要孩子的声音有音调、强度和性质改变，他就在为说话做准备。

在他说话时，你反应越强烈，就越能刺激孩子进行语言交流，开始能模仿别人的声音，并要求成人有应答，进入了说话萌芽阶段。在成人的语言和动作引导下，能模仿成人拍手、挥手再见和摇头等动作。

(3) 10 个月宝宝营养需求。

孩子的断奶时间因人而异，但是一般认为婴儿长到 10 个月左右时就可以断奶了。如果妈妈还在继续哺乳，也不用担心宝宝不能顺利地断奶，只要宝宝还想要继续下去也无妨。勉强的断奶只会让宝宝焦急，还是坚持自然断奶较好。

10 个月的宝宝，辅食已逐渐变为主食。每天吃饭、吃奶共 5 次，两次饮食间隔 4 小时左右，这样宝宝用餐的时间就基本和大人一样了。这时可以让宝宝和大人们在同一饭桌上共同用餐，这样宝宝会觉得很愉快。

如果是大人早餐吃得比较早，晚餐吃得比较晚的家庭，可以在上午和下午给宝宝加一顿小食。由于宝宝的胃还很小，一次无法装下太多的食物，所以加餐要选择量少但是营养丰富的食物，如乳制品、水果、薯类等。

这个时期的宝宝几乎什么都能吃，但是应尽量避免不易消化的、盐分过高及多香料的食物。由于宝宝的牙齿已陆续萌出，可给一些酥软的手指状食物，锻炼咀嚼和抓握感。当宝贝对添加的食物作出古怪表情时，妈妈一定要耐心，大约接触 10 次以上宝贝才能接受。尽量让宝贝接触多种口味的食物，只有这样他们才更愿意接受新食物。

2. 新妈妈喂养常识

(1) 新妈妈喂养要点。

这个时期的宝宝要一日多餐，可以吃丁块固体食物，从以乳类为主渐渐过渡到以谷类食物为主，每日吃 2 次奶和 3 顿主食。现在宝宝可以吃的实在太丰富了，妈妈们可以大显身手了。

(2) 断奶正当时。

宝宝到了 10 个月左右，就可以开始给他断奶了。值得注意的是，断奶最好选择春、秋、冬三季，要避免在夏季炎热时断奶，也不要在宝宝生病时断奶，因为这时候宝宝的抵抗力有所下降，而改吃牛奶和辅食后，又会加重宝宝的胃肠道负担，不利于疾病后的康复。

(3) 10个月宝宝吃什么?

10个月宝宝可以添加粥、软饭、挂面、豆制品、碎菜、碎肉、蛋、鱼、肝泥、饼干、馒头片、熟土豆、芋头等各种饮食，应该以饭为主；每日三餐，早上7：30，中午12：00，晚上5：00可以给宝宝吃饭，在上午、下午和晚餐2小时后可以给宝宝添加水果，可以在早上6：00和晚上9：00给宝宝喝奶。注意：10个月的婴儿以稀粥、软面为主食，适量给孩子吃一些新鲜的水果（去皮除核）。

(4) 10个月宝宝辅食应如何添加?

主要食物：母乳或配方奶。

辅助食物：白开水、鱼肝油（维生素A、维生素D比例为3:1)、水果汁、菜汁、菜汤、肉汤、米粉（糊)、菜泥、水果、肉末（松)、碎菜末、稠粥、烂面条、肝泥、动物血、豆腐、蒸全蛋、磨牙食品、小点心（自制蛋糕等)。

餐次：母乳或配方奶2次，辅食3次；鱼肝油每天1次，每次400微克。

上午：

6：00母乳喂哺10～20分钟/配方奶200毫升；

8：00喂粥一小碗（加肉松、菜泥、菜末等2～3小勺)，饼干2块/馒头一小块；

10：00喂菜汤/肉汤100～120毫升，水果1～3片，磨牙食品/小点心若干；

12：00喂蒸鸡蛋1个，碎肉末/碎菜末/豆腐/动物血30～60克。

下午：

14：00喂米粉一小碗，菜泥/果泥30克；

16：00喂水果1～3片，磨牙食品/小点心若干；

18：00喂烂面条/稠粥一小碗，豆腐/动物血/肝末/肉末/碎菜末/30～50克，肉汤50～100毫升。

夜间：

20：00喂温开水/水果汁/菜汁100～120毫升，磨牙食品/小点心若干，水果1～3片；

22：00喂母乳10～20分钟/配方奶180～200毫升。

3.10个月宝宝喜欢吃的辅食

小米山药粥

原料：鲜山药，小米，白糖。

做法：将山药洗净捣碎，与小米同煮为粥，然后加白糖适量，空腹食用。

营养秘诀：可治脾胃素虚，消化不良，大便稀溏。

胡萝卜玉米渣粥

原料：玉米渣，胡萝卜。

做法：先将玉米渣煮烂，后将胡萝卜切碎放入，煮熟，空腹食。

营养秘诀：消食化滞，健脾止痢。

八宝粥

原料：糯米，红枣，红豆，桂圆肉，莲子，花生，核桃各适量。

做法：将原料洗净后同入电饭煲内熬煮成粥放入冰糖即可。

营养秘诀：全面补充营养素，强身健脑。

鱼肉松粥

原料：大米，鱼肉松，菠菜。

做法：将大米淘洗干净，开水浸泡1小时，连水放入锅内，旺火煮开，改微火熬至黏稠。将菠菜洗净，用开水烫一下，切成碎末，放入粥内，加入鱼肉松，用微火熬几分钟即成。

营养秘诀：补充蛋白质和钙质。

红嘴绿鹦哥丝面

原料：西红柿，菠菜，豆腐，排骨汤，细面条。

做法：将西红柿用开水烫一下，去掉皮，切成碎块。菠菜叶洗净，开水焯一下去草鞣酸，再切碎；豆腐切碎。锅中放入少许油，倒入排骨汤，烧沸。将西红柿和菠菜叶倒入锅内，略煮一会儿，再加入非常细的面条、豆腐，面条软即可出锅。

营养秘诀： 补充胡萝卜素、维生素 C 和维生素 B_6、叶酸、铁质。

虾肉肝菜什锦软面条

原料： 面条，熟鸡肝末，新鲜虾肉，菠菜末，鸡蛋，植物油，适量高汤，熬熟的植物油。

做法： 将虾肉挤干水分后切碎，加少量蛋清，芡粉混合后备用。将煮熟的鸡肝用刀剁成碎末，备用。起油锅，放入虾肉煸炒至熟，放入开水烫过的菠菜煸炒片刻。将面条放入开水锅内，面条软熟后捞入另一小锅内，加入高汤及虾肉、菠菜、鸡肝末后旺火煮开，小火再炖片刻，把打好蛋液的四分之一甩入鸡汤内，煮熟后加适量食盐淋入熬熟的油即成。

营养秘诀： 补充维生素 B_1、维生素 B_2、维生素 B_3、维生素 B_6、维生素 B_9 和钙、铁、磷、镁、钾和铜。

番茄鸡蛋菜汤面

原料： 煮烂切碎的细面条，去皮后切碎的西红柿，鸡蛋，小青菜心，适量高汤。

做法： 将开水烫过的青菜心煸炒片刻后，在锅内加入肉汤、面条、西红柿碎块，一起煮开，用小火煨 5～10 分钟，至面香外溢。将鸡蛋打匀后倒在面条上，再烧至凝结成块后即成。

营养秘诀： 番茄含有丰富的胡萝卜素、B 族维生素和维生素 C，尤其是维生素 P 的含量居蔬菜之冠。

虾仁鸡蛋菠菜刀切面汤

原料： 面粉，鸡蛋，鲜虾仁，菠菜，香油少许，适量高汤。

做法： 只取蛋清与面粉和成稍硬的面团，擀成条状后切成薄片。将鲜虾仁切成小丁；菠菜洗净，用开水烫熟，捞出后切末备用。将高汤放入锅内，放入虾仁丁，待汤烧开后下入面片，煮烂熟，淋入鸡蛋黄，再加入菠菜末，放少许香油后盛入小碗内即可。

营养秘诀： 含丰富蛋白质、碳水化合物。

鸡肉白菜饺

原料：饺子皮，鸡肉末，圆白菜，芹菜，鸡蛋液，适量高汤、酱油、香油。

做法：将鸡肉末放入碗内，加入少许酱油拌匀。圆白菜和芹菜洗净，分别切成末。鸡蛋炒熟，并搅成细末。将所有原料拌匀成馅，包成饺子，并下锅煮熟。在锅内放入高汤，撒入芹菜末，稍煮片刻后，再放入煮熟的小饺子，加少许香油。

营养秘诀：富含营养，适合不喜欢吃米饭和粥的婴幼儿。

虾蓉小馄饨

原料：大明虾，小馄饨皮，紫菜，麻油少许。

做法：取明虾仁用刀拍碎，拣出虾肠，剁碎，淋入麻油少许，搅成泥蓉。用筷子挑指盖大小的虾蓉包进馄饨皮中，入锅煮熟，撒上紫菜。

营养秘诀：虾含有20%的蛋白质，是蛋白质含量很高的食品之一，也是营养均衡的蛋白质来源。

清蒸鲜鱼

原料：鲜鱼，火腿，香菇，藕粉，盐，葵花籽油少许。

做法：鲜鱼清洗干净，火腿、香菇切细丝。鱼背上划斜刀沾藕粉，入开水锅中烫一下，去腥，捞出后放盘中，将火腿、香菇丝塞入花刀内和鱼腹中，淋上葵花籽油少许，盐少许，上锅蒸熟即可。

营养秘诀：富含各种营养素和DHA，促进幼儿大脑发育。

豆腐鲫鱼汤

原料：豆腐，鲫鱼，火腿丁，醋，食用油少许。

做法：将鲫鱼洗净。锅中放入食用油烧至7成热，放入鱼稍煎一下，再放入各种调料，加清水煮沸后加入豆腐、火腿丁，再煮10～15分钟，待汤色乳白时即可。

营养秘诀：蛋白质含量全面且优质，可以增强宝宝抵抗力。

香煎土豆片

原料：土豆，原味沙拉，植物油。

做法：将土豆洗净去皮切成 8 毫米左右厚的片，入油锅煎至双面焦黄起泡，在一面涂上适量原味沙拉即可。

营养秘诀：提供均衡营养，并适合出牙宝宝磨牙。

二、第 11 个月宝宝喂养方案

1. 宝宝身体发育及营养需求

(1) 宝宝身体发育指标。

满 11 个月时，男婴体重 7.9～12 千克，身长 69.6～80.2 厘米；女婴体重达 7.2～11.3 千克，身长 67.5～78.7 厘米。此时的宝宝长出 4～6 颗牙齿。

(2) 宝宝身体发育特点。

◎ 手和手指头的技能

随着协调程度的改善，孩子可以更深入地研究他遇到的物品。孩子很容易被带有运动部件的玩具吸引——旋转的轮子、可以移动的杠杆和可以闭合的铰链，小孔也会让孩子着迷，因为他可以将指头伸入。当他的技能更加熟练时，他可以将小物品丢入其中。

将玩具扔掉后，自己能拾起来，能按顺序抓起桌面上的物体，抓起一块，放下一块。手的动作灵活性明显提高，会使用拇指和食指捏起细小的东西，能玩弄各种玩具，能推开较轻的门，拉开抽屉，或把杯子里的水倒出来。

能试着拿笔并在纸上乱涂，从只会画曲曲弯弯的线，然后慢慢地会画圆和直线，再后来宝宝就会表达出嘴、眼睛等物。有的孩子还会搭积木。

◎ 运动发展

宝宝已经能牵着家长的一只手走路了，并能扶着推车向前或转弯走，还会穿裤子时伸腿，用脚蹬去鞋袜。

勺子对孩子有了特殊的意义，不仅可以作敲鼓的鼓槌，还可以学习自己往嘴里送食品。

可以平稳地坐着玩耍，能毫不费力地坐到矮椅子上，还可以扶着家具迈步走。

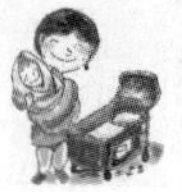

◎ 情感发展

此时的宝宝已经能执行大人提出的简单要求；会用面部表情、简单的语言和动作与成人交流；这时期的孩子能试着给别人玩具；心情开始受妈妈的情绪影响；喜欢和成人交流，并模仿成人的举动。

在不断的实践中，他会有成功的愉悦感；当受到限制（尤其是成人总说不要、不能……）、遇到“困难”时，仍然以发脾气、哭闹的形式发泄因受挫而产生的不满和痛苦。在这个阶段，孩子与人交流的能力不断增强。

◎ 认知发展

此时的宝宝已经能指出身体的一些部位；不愿意母亲抱别人；有初步的自我意识。喜欢摆弄玩具，对感兴趣的事物长时间地观察，知道常见物品的名称并会表示；能仔细观察大人无意间做出的一些动作，头能直接转向声源，是词语—动作条件反射形成的快速期。

这时期的孩子懂得选择玩具，逐步建立了时间、空间、因果关系，如看见母亲倒水入盆就等待洗澡，喜欢反复扔东西拾等。

◎ 语言发展

此时的宝宝能准确理解简单词语的意思；在大人的提醒下会喊爸爸、妈妈，会叫奶奶、姑、姨等；会一些表示词义的动作，如竖起手指表示自己一岁；能模仿大人的声音说话，说一些简单的词；可正确模仿音调的变化。

能很好地说出一些难懂的话，对简单的问题能用眼睛看、用手指的方法做出回答，如问他“小猫在哪里”，孩子能用眼睛看着或用手指着猫。喜欢发出咯咯、嘶嘶等有趣的声音，笑声也更响亮，并反复重复会说的字。能听懂3~4个字组成的一句话。

（3）11 个月宝宝营养需求。

在这个时期，宝宝的消化和咀嚼能力大大提高，可以给宝宝一天三餐吃断奶食品了。由于宝宝一日所需的营养逐渐由这三餐提供，家长需要在均衡营养上下点功夫。如果宝宝的饮食已成规律，数量和品种增多，营养应该能够满足身体生长发育的需要。而牛奶只要是在宝宝想喝的时候给予就可以了。这不意味着不再吃奶，而是指不再以奶类为主食，仍要保证每天起码三顿奶。

一般情况下，这个时期正是断奶的完成期，只要按照一般方法做的食物，宝宝都逐渐能吃了。第 11 个月的宝宝仍以稀粥、软面为主食，适量增加鸡蛋羹、肉末、烂菜（指煮得烂一些的菜）、水果、小肉肠、碎肉、面条、馄饨、小饺子、小蛋糕、蔬菜薄饼、燕麦片粥等。但蔬菜要多样化，同时要多给孩子吃些新鲜的水果，但吃前要去皮核。要注意的是，在辅食中要增加足够的鸡蛋、鱼、牛肉等，以免宝宝出现动物蛋白缺乏，当然动物蛋白的摄入量要根据宝宝的饭量而定。这样逐步取代母乳或牛奶的作用，使辅助食品变为主食。虽然让宝宝习惯各种食品和味道是十分重要的。但是，对于不易消化、含香料多的菜还是少吃为好。同时要注意：辅食要少放盐、少放糖。

如果宝宝在进餐时开始玩起来，妈妈们就要协助宝宝在一定的时间内吃完，以每餐 30 分钟为好，饭后别忘了给宝宝刷牙或漱口。

2. 新妈妈喂养常识

（1）11 个月宝宝的饮食特点。

宝宝到 11 个月时，乳牙已经萌出 4 ~6 颗，有了一定的咀嚼能力，消化机能也有所增强，此时可以慢慢转为以食物喂养为主。因为宝宝的胃容量比较小，所以不建议给宝宝吃太多的粥之类的食物，容易饱，但吸收的食物营养量并不大，如果吃粥建议吃内容比较丰富的花式粥。

（2）及时为宝宝做好口腔护理。

11 个月的宝宝开始长牙，喂完奶后给孩子喝些温开水，相当于漱口，也可以用纱布蘸上温开水给宝宝轻擦牙龈和口腔。乳牙长出期间，需要每天给宝宝清除牙齿上的斑菌、软垢，以保持口腔清洁。

（3）11 个月宝宝可以吃什么。

宝宝可以吃得更丰富，已经可以吃各种蔬菜、肉类、蛋类、豆制品等。最好不要只是吃水或泥状的食物，这不利于宝宝发育咀嚼和吞咽能力，可以吃碎菜或颗粒状的食物了。

11 个月宝宝开始可以从以母乳/奶粉喂养为主转变到以食物喂养为主，慢慢减少宝宝吃奶的次数，逐步增加辅食量。但是 11 个月宝宝接触的食物种类多容易形成挑食厌食的习惯，家长要平衡宝宝的膳食结构、保证宝宝食谱的多样性。另外，宝宝吃的饭还是要单独加工，要细、软、烂、淡，适合宝宝的消化系统。这么大的宝宝可以戒掉夜奶了，可在宝宝每次起床小便后要奶吃时，尽量哄宝宝，或以适当的清水喂哺，让每次的喂奶时间拖延 20 分钟。这样慢慢地就会减少晚上的喂奶次数，逐渐断掉夜奶。

就餐时间上要有规律，添加蔬菜，如黄瓜、冬瓜、西红柿、青菜、芹菜、西蓝花、蘑菇、胡萝卜、香菇、木耳、笋瓜、茄子、土豆等，都可以做给宝宝吃，豆腐也可以吃一点儿，鱼（刺少的）、牛肉（铁和蛋白质含量都很丰富，如果宝宝喜欢，是非常好的食物）、鸡肉、猪肉等也可以吃。肉类里有丰富的蛋白质，而且肉类的汤搭配蔬菜也可以起到自然调味提鲜的功效。

（4）11 个月宝宝辅食应如何安排？

主食：

母乳及其他，如稠粥、鸡蛋、菜肉粥、菜泥、牛奶、豆浆、豆腐脑、面片、烂面条等。

餐次及用量：

母乳上午 6 时、晚 10 时各 1 次。

上午 10 时，稠粥或菜肉粥 1 小碗，菜泥 3～4 汤匙，鸡蛋 0.5 个。

下午 2 时，牛奶、豆浆或豆腐脑等，100 克/次。

晚 6 时，面片或烂面条 1 小碗。

辅助食物：

上午 10 时，水、果汁、水果泥等，任选 1 种，120 克/次。

浓缩鱼肝油：2 次/日，3 滴/次。

下午 6 时，各种蔬菜、肉末、肉汤、碎肉等，适量。

上午 6 时，添加蛋类及其制品，鸡蛋用 0.5 个即可。

3. 11 个月宝宝喜欢吃的辅食

鱼饼

原料：土豆，面粉，意式面包粉，吞拿鱼，黄油，黑胡相椒粉，鸡蛋。

做法：土豆去皮切块，放水里煮熟；将土豆压成泥，加入滤干水分的吞拿鱼、黄油和适量黑胡椒粉。鱼本身带有咸味，意式面包粉也是咸的，所以不用加盐了；将所有材料搅拌均匀，取一小部分捏成团，压扁成汉堡状；将鸡蛋打散，准备好面包粉；鱼饼先蘸上蛋液，再滚上面包粉。油锅中放少许油，烧热后再转小火，放入鱼饼在两面煎至金黄取出，鱼饼放在厨房餐巾纸上吸油后即可。

营养秘诀：土豆含有丰富的维生素 A 和维生素 C 以及矿物质，优质淀粉含量约为 16.5%，还含有大量木质素等，被誉为人类的“第二面包”，其所含的维生素是胡萝卜的 2 倍、大白菜的 3 倍、西红柿的 4 倍，维生素 C 的含量为蔬菜之最。

番茄木耳花菜肉片

原料：菜花，西红柿，黑木耳，猪肉。

做法：菜花掰成小朵，瘦肉切片，黑木耳泡发去蒂洗净，西红柿切大块；生抽、淀粉、盐、少许油上浆；一定热锅冷油，将肉片滑变色即取出；西红柿煸炒出汤，放进菜花、木耳，加少许水或高汤将菜花煮软后加盐，生抽，少许糖，最后放进肉片炒均匀即可，也可以再放少许番茄酱调味或水淀粉勾芡。

营养秘诀：黑木耳含糖类、蛋白质、脂肪、氨基酸、维生素和矿物质。现代营养学家盛赞黑木耳为"素中之荤"，其营养价值可与动物性食物相媲美。

摊肉饼

原料：肉末 2 大匙，熟土豆泥 1 大匙，西红柿 1 片，芹菜末，盐，植物油少许。

做法：将肉末与土豆泥混合，并放入少许盐及植物油，调和均匀，做成一个肉饼；平底锅内放植物油，油热后将肉饼放入，用微火煎至两面成黄色；放入盘中，将西红柿及芹菜末放在上面即可。

营养秘诀：摊肉饼不仅可以帮助宝宝预防口角炎、维生素 C 缺乏症，增加体力，而且含有丰富的维生素 C。

珍珠玉米小圆子

原料：嫩玉米，珍珠小圆子 1 袋，猕猴桃半个，白糖少许。

做法：锅内放水，下入珍珠小圆子；另取一锅将玉米煮熟过水；猕猴桃去皮，切小块。将煮熟的小圆子和玉米沥干水后，与猕猴桃块加白糖拌均匀即可。

营养秘诀：玉米富含膳食纤维，能促进肠蠕动，减少人体对毒素的吸收。其镁、钙和胡萝卜素等营养物质的含量也比一般谷物高，有助于清除自由基。

猪肝圆白菜

原料：猪肝泥 1 勺，豆腐 3 勺，煮过切碎的胡萝卜 2 勺，圆白菜叶半片，肉汤，淀粉，盐各适量。

做法：把圆白菜叶洗净后放开水中煮软；把肝泥和豆腐混合并加入胡萝卜碎和少许盐，使其具有淡淡的咸味。把肝泥豆腐放在圆白菜叶中间做馅，再将圆白菜卷起，用淀粉封口后放肉汤内煮熟。

营养秘诀：此菜含有宝宝成长发育所需的优质蛋白质、脂肪、钙、铁和维生素 A、维生素 B_1、维生素 B_2、维生素 C 及胡萝卜素等多种营养素。

豆腐太阳花

原料：豆腐 100 克，鹌鹑蛋 1 个，胡萝卜泥 20 克，盐少许，高汤适量。

做法：用勺子在豆腐上剜出一小坑，把鹌鹑蛋打入小坑中；将胡萝卜泥围在豆腐旁，入锅蒸。10 分钟左右就蒸熟了。炒锅内放油，油热加一点高汤煮成浓汁后加盐调味，淋到蒸好的豆腐上即可。

营养秘诀：豆腐本身的营养就很丰富，清淡宜口，适合给宝宝做主食。加了鹌鹑蛋和胡萝卜泥的豆腐，更是增添了胡萝卜素和优质蛋白、氨基酸等的含量，营养更全面。

枸杞猪肝粥

原料：猪肝 60 克，枸杞叶 50 克，大米 50 克，盐少许。

做法：将猪肝洗净，切成细末，枸杞叶取嫩叶洗净，也切成碎末；大米淘净，用水浸泡半小时；锅内加适量清水和大米熬粥，至粥快成时放入猪肝，煮至肝熟米烂后加入枸杞叶，再稍煮片刻，加调味料调味即成。

营养秘诀：肝脏是动物体内储存养料和解毒的重要器官，含有丰富的营养物质，具有营养保健功能，是最理想的补血佳品之一。

香菇枸杞鱼片粥

原料：枸杞子 5 克，鱼肉 80 克，白粥 1 碗，香菇丝 20 克，笋丝 20 克，高汤适量，盐少许，白粥适量。

做法：将鱼肉洗净，切薄片，枸杞子泡发备用；将适量高汤烧沸，放入鱼片、香菇丝、笋丝煮至熟，加入枸杞子和盐，再煮入味；将烧煮好的鱼片、香菇等倒入白粥上即可食用。

营养秘诀：枸杞含有胡萝卜素、甜菜碱、维生素 A、维生素 B_1、维生素

B_2、维生素 C 和钙、磷、铁等，具有增加白细胞活性、促进肝细胞新生的作用。

山药糯米粥

原料： 山药 100 克，糯米 50 克，枸杞子少许，白糖适量。

做法： 将糯米淘净，入清水中浸泡 2 小时；山药去皮，洗净，切小块；枸杞子泡发洗净；锅中加入适量清水，倒入糯米和山药块一起熬成粥；至粥稠山药软烂的时候加入枸杞子和白糖，搅拌均匀后续煮一会儿即可。

营养秘诀： 山药健脾益气，既能增强消化功能，促进宝宝食欲，又能增强机体抗病能力。

蘑菇炖豆腐

原料： 嫩豆腐，熟笋片，鲜蘑菇，盐，麻油，酱油少许，鸡汤。

做法： 豆腐放入盘中，切成 1.5 厘米见方的小块。入锅蒸 40 分钟。鲜蘑菇入沸水锅煮 1 分钟，捞出，用清水漂凉，切成片；笋片切成小块；将豆腐、盐、笋片加鸡汤倒入砂锅，中火烧沸后，用小火炖 10 分钟，放入蘑菇片，加酱油稍煮片刻，淋上麻油即成。

营养秘诀： 此菜含有蛋白质、脂肪、糖、钙、磷、铁、锌、铜等营养成分，具有宽中和脾，生津润燥，清热解毒的功效，营养较为全面。

香菇豆腐炖泥鳅

原料： 泥鳅，豆腐，香菇，植物油，精盐，白糖均适量。

做法： 泥鳅在清水中养 2 天，滴植物油几滴，宰杀后洗净。香菇泡发洗净切块；豆腐切成大小适中的块，用热水焯一下。油烧到四成热，把泥鳅炒黄，加水、精盐、白糖、豆腐、香菇，旺火煮开后，小火煮 40 分钟即可。

营养秘诀： 泥鳅所含脂肪成分较低，胆固醇更少，属高蛋白低脂肪食品，且含一种类似廿碳五烯酸的不饱和脂肪酸。

苹果酪

原料： 苹果，甜奶酪，面粉，白糖，橄榄油适量。

做法：苹果洗净去皮切0.8厘米厚的片，入淡盐水浸泡。面粉中加入甜奶酪和白糖，加水搅成稀糊状。起油锅，将苹果片裹上均匀的稀面糊，下锅煎黄，取出再入微波炉加热2分钟，使里面的苹果烂熟，即可。

营养秘诀：奶酪是补钙的很好食物来源，对于母乳不足，又不爱喝配方奶的宝宝，是补钙的一个重要途径。

木瓜炖银耳

原料：青木瓜，银耳适量，冰糖适量。

做法：将木瓜洗净去籽置于碗内，放进择碎的银耳，将冰糖洒在银耳上面，用大火蒸熟即可。

营养秘诀：木瓜含有丰富的木瓜酶，能帮助滋润肌肤、尽快排出体内毒素；银耳可润心肺、补五脏、治虚损。此款糖水亦能美白润肤。

牛奶西米露

原料：牛奶，西米，香蕉，白砂糖少许。

做法：西米用冷水浸泡1小时；将香蕉打成泥。将西米连同浸泡水一起煮沸，至西米成透明状，加入牛奶和香蕉糊稍煮即可。

营养秘诀：含有丰富的蛋白质和充足的营养素，具有健脾开胃、促消化等功效。

三鲜蛋羹

原料：鸡蛋，虾仁，蘑菇，精肉末，食油适量，盐，麻油少许。

做法：蘑菇洗净切成丁；虾仁切丁。起油锅，放入三丁，加盐，炒熟。鸡蛋打入碗中，加少许食盐和清水调匀，放入锅中蒸热，将炒好的三丁倒入搅匀，再继续蒸5～8分钟即可。

营养价值：鸡蛋含丰富的优质蛋白，婴儿食用蛋类，可以补充奶类中铁的匮乏；蘑菇有效成分可增强T淋巴细胞功能，从而提高机体抵御各种疾病的免疫功能。

马蹄狮子头

原料：马蹄，五花肉末，生粉，蛋清，酱油，食盐少许。

做法：马蹄切末，与所有原料一起搅拌至黏稠，用手捏成大小适中的肉圆，上锅蒸熟即可。

营养秘诀：马蹄营养丰富，含有蛋白质、维生素C，还有钙、磷、铁、胡萝卜素等元素，能清热润肺、生津消滞、舒肝明目。猪肉可为人类提供优质蛋白质和必需的脂肪酸。

三、第12个月宝宝喂养方案

1. 宝宝身体发育及营养需求

（1）宝宝身体发育指标。

满12个月时，男婴体重达8.1~12.4千克，身长70.7~81.5厘米；女婴体重达7.4~11.6千克，身长68.6~80.0厘米。头围46厘米，胸围46厘米。长出6~8颗牙齿。

（2）宝宝身体发育特点。

◎ 运动发展

此时的宝宝能够站起、坐下，绕着家具走的行动更加敏捷。不必扶，自己站稳能独走几步。

站着时，能弯下腰去捡东西，也会试着爬到一些矮的家具上去。

有的宝宝已经可以自己走路了，尽管还不太稳，但对走路的兴趣很浓，这一变化使孩子的眼界豁然开阔。

◎ 手和手指技能

此时的宝宝喜欢将东西摆好后再推倒，喜欢将抽屉或垃圾箱倒空。

开始厌烦母亲喂饭了，虽然自己能拿着食物吃得很好，但还用不好勺子。

他要试着自己穿衣服，拿起袜子知道往脚上穿，拿起手表往自己手上戴，知道剥水果皮。

◎ 情感发展

开始对小朋友感兴趣，愿意与小朋友接近、游戏。自我意识增强，开始要自己吃饭，自己拿着杯子喝水。

可以识别许多熟悉的人、地点和物体的名字，有的宝宝可以用招手表示“再见”，用作揖表示“谢谢”。会摇头，但往往还不会点头。

现在一般很听话，愿意听大人指令帮你拿东西，以求得赞许，对亲人特别是对妈妈的依恋也增强了。

◎ 认知发展

此时他仍然非常爱动，在孩子周岁时，他将逐渐知道所有的东西不仅有名字，而且也有不同的功用。你会观察到他将这种新的认知行为与游戏融合，产生一种新的迷恋。例如，不再将一个玩具电话作为一个用来咀嚼、敲打的有趣玩具，当看见你打电话时，将模仿你的动作。

此时他也许已经会随儿歌做表演动作；能完成大人提出的简单要求；不做成人不喜欢或禁止的事；隐约知道物品的位置，当物体不在原来的位置时，他会到处寻找。

已经具备了看书的能力，可以认识图画、颜色、指出图中所要找的动物、人物。当然，这需要妈妈的指导和协助。

（3）12 个月宝宝的营养需求。

1 岁宝宝已经进入幼儿期。这时候的宝宝身体各方面功能的发育渐渐迟缓下来，对营养物质的需要量也降低了不少。因此，宝宝饭量的增加会逐渐趋于缓慢，家长切勿过分添加食量，喂出“大胖墩儿”。

1 岁宝宝牙齿还在不断萌出，加上刚学会走路，骨骼发育需要大量钙质支持。因此应适当调整宝宝饮食结构，增加含钙食物量，同时增加维生素 D 的摄入。

宝宝的发育需要大量热量，但有许多家长都会下意识避开一些胆固醇和脂肪含量偏高的食物，其实宝宝要摄入一定量的胆固醇和脂肪，才能满足发育的需要。在宝宝 1 岁时，不应限制宝宝对脂肪和胆固醇的摄入。

1 岁宝宝的食谱安排应以谷类、面食类为主食，配合肉、鱼、蛋等蛋白质丰富的食物，水果和蔬菜等纤维素含量丰富的食物应该和肉类合理搭配，还要安排一定量的脂肪和胆固醇类食物。

2. 新妈妈喂养常识

（1）辅食要烂、细、软。

1 岁宝宝已经长出 6 ~ 8 颗牙齿，但大牙萌出速度缓慢，加上肠胃功能仍未发育完全，宝宝的咀嚼功能和消化功能属于下级水平，吃得太粗糙不利于宝宝消化，还容易导致腹泻。因此 1 岁宝宝适合吃营养丰富、细软、容易消化的食物。所以，妈妈要给宝宝准备一些软、烂的食品。一般来讲，主食可吃烂面条、小馄饨、煮得很软的米饭、米粥等，副食可吃肉末、碎菜及蛋羹等。

(2) 注重平衡各种营养。

经过12个月的含辛茹苦，宝宝终于从柔弱无骨的小肉团长成爱笑爱闹能爬能走的大萌物了！宝宝1岁后，身体发育逐渐趋于缓慢，此时需要对宝宝的饮食结构作出调整，以适合宝宝的成长需求。1岁宝宝食谱要安排妥当，合理搭配主食和副食，平衡各种营养和微量元素的摄入。

(3) 1岁宝宝一天的饮食计划。

主食：谷类（软饭、粥类等）、面食（面条、面片、面包、包子、馒头、饺子、馄饨等）。

辅食：母乳/配方奶、白开水、水果汁、菜汁、菜汤、菜泥、碎菜末、肉汤、肉末（松）、肝泥、动物血、豆制品、蒸全蛋、水果、磨牙食品、小点心（自制蛋糕等）。

饮食安排：

6：00 母乳/牛奶或配方奶200毫升，菜泥30克；

8：00 磨牙食品/小点心若干，菜汤/肉汤100~120毫升，水果1~3片；

10：00 粥一小碗（加肉松、菜泥、菜末等），鸡蛋半个，饼干2块/馒头一小块；

12：00 碎肉末/碎菜末/豆腐/动物血/肝30~60克，温开水/水果汁/菜汁/100~120毫升。

14：00 软饭一小碗，碎肉末/碎菜末/豆腐/动物血/肝30~60克，鸡蛋半个；

16：00 磨牙食品/小点心若干，水果1~3片，温开水/水果汁/菜汁100~200毫升；

18：00 面条/面片一小碗/小饺子3~5个/小馄饨5~7个，豆腐/动物血/肝末/肉末/碎菜末30~50克，肉汤50~100毫升。

20：00 馒头/蛋糕/面包一小块，磨牙食品若干，温开水/水果汁/菜汁100~120毫升；

22：00 母乳/牛奶或配方奶200毫升。

3. 12个月宝宝喜欢吃的辅食

西蓝花土豆泥

原料：西蓝花10克，土豆20克。

做法：将土豆洗净然后去皮切片，在沸水锅中蒸熟、蒸透待用；西蓝花洗净，取嫩的骨朵，然后焯水；将焯水后的西蓝花用榨汁机榨一下，分离出汁和西蓝花茸，西蓝花茸用锅蒸一下，蒸熟放凉；将蒸好的土豆碾成泥状，西蓝花碎末和土豆泥一同搅拌即可。

营养秘诀：土豆含有丰富的淀粉及糖类，其所含的粗纤维，可促进肠胃蠕动，有通便和防治婴儿便秘的功效。西蓝花营养丰富，含有蛋白质、脂肪、磷、铁、胡萝卜素、维生素 B_1、维生素 B_2 和维生素 C、维生素 A 等。

蔬菜肝泥糊

原料：动物肝脏，冲调好的配方奶，胡萝卜及其他蔬菜。

做法：将动物肝脏洗净去除筋膜，剁碎成泥状待用。将胡萝卜等蔬菜洗净切碎，煮到熟、软之后借助搅拌机打成蔬菜泥。将肝泥和蔬菜泥与冲好的配方奶一起用中火煮，注意搅拌，待煮开后可根据宝宝的口味滴一两滴香油即可。

营养秘诀：肝中含有丰富的维生素 A 和铁等矿物质，加上胡萝卜中丰富的胡萝卜素，对预防宝宝贫血，提升宝宝免疫力很有帮助。

虾仁豆腐豌豆泥粥

原料：熟虾仁，嫩豆腐，鲜豌豆，厚粥，适量高汤，熬熟植物油。

做法：将熟虾仁剁碎；嫩豆腐洗净、剁碎；鲜豌豆加水煮熟压成泥，备用；将厚粥、熟虾仁、嫩豆腐丁、鲜豌豆泥、及高汤一起放入锅内，用小火烧开煮烂后，加入熬熟的植物油和少量盐调味即可。

营养秘诀：虾含有 20% 的蛋白质，是蛋白质含量很高的食品之一，是营养均衡的蛋白质来源。豆腐的蛋白质含量丰富，而且豆腐蛋白属完全蛋白，不仅含有人体必需的八种氨基酸，而且比例也接近人体需要，营养价值较高。豌豆营养丰富，籽粒含蛋白质 20% ~24%，碳水化合物 50% 以上，还含有脂肪、多种维生素。

胡萝卜肉菜卷

原料：面粉，黄豆粉，瘦猪肉，胡萝卜，白菜，适量油，盐，酱油。

做法：将面粉与黄豆粉按 10∶1 的比例掺和，加适量水，和成面团发酵；

将瘦猪肉、胡萝卜、白菜切成碎末，加入适量油、盐、酱油搅拌成馅；把发酵好的面团加入碱水，揉匀，擀成面片；将面片抹入肉菜馅，从一边卷起，码入屉内蒸 30 分钟即成，吃时切成小段。

营养秘诀：胡萝卜富含的 β－胡萝卜素可以促进上皮组织生长，增强视网膜的感光力，是宝宝成长发育必不可少的营养素。

五彩冬瓜盅

原料：冬瓜，火腿，干贝，鲜蘑菇，冬笋嫩尖，汤，鸡油。

做法：将冬瓜切成 1 厘米的方丁，干贝用开水泡软、切碎末；火腿、冬笋、蘑菇切丁；把所有原料一起放入炖盅，入锅蒸至冬瓜酥烂后即可。

营养秘诀：冬瓜含钾和维生素 C 非常丰富，不含脂肪，更适合比较肥胖的宝宝。

香煎土豆片

原料：土豆，原味沙拉，植物油。

做法：将土豆洗净、去皮，切成 0.8 厘米左右厚的片；把土豆片入油锅煎至双面焦黄起泡，在一面涂上适量原味沙拉即可。

营养秘诀：土豆营养丰富，内含丰富的赖氨酸和色氨酸，这是一般粮食所不可比的，还富含钾、锌、铁等。此菜可以提供均衡营养，并适合出牙宝宝磨牙。

鸡肝芝麻粥

原料：15 克鸡肝，15 克鸡架汤，100 克大米，少许酱油，熟芝麻。

做法：将鸡肝放水中煮，除去血污，再换水煮 10 分钟，捞起，放入碗内研碎；将鸡架汤放入锅内，加入研碎的鸡肝，煮成糊状；把大米煮成粥，然后加入鸡肝糊，再放少许酱油和熟芝麻，搅匀即可。

营养秘诀：此粥含有丰富的蛋白质、钙、磷、铁、锌及维生素 A、维生素 B_1、维生素 B_2 和烟酸等多种营养素。

茄汁虾仁

原料：虾仁，番茄酱，鸡蛋，熟青豆，植物油适量，水淀粉，盐，白塘少许。

做法：虾仁放入碗内，加鸡蛋清、盐、水淀粉均匀上浆。油温五六成热时放入虾仁，滑散后捞出控油。原锅留余油，放番茄酱煸炒后，再将虾仁与青豆倒入锅中，加、白糖、精盐，再淋入水淀粉，翻炒几下，淋上麻油即可。

营养秘诀：虾是营养均衡的蛋白质来源。另外，虾类含有甘氨酸，这种氨基酸的含量越高，虾的甜味就越高。

凉拌藕片

原料：藕，白砂糖，香醋少许。

做法：藕切薄片，入开水锅中焯熟。捞出拌上白砂糖，淋上香醋即可。

营养秘诀：解腻，开胃，非常适合长牙宝宝磨牙。

芝麻酱拌凉皮

原料：凉皮，芝麻酱，黄瓜，胡萝卜，鸡汤，盐，麻油，香醋各少许

做法：凉皮切成1厘米、宽3厘米左右长的段，入开水烫一下，捞出晾凉；黄瓜和胡萝卜去皮切细丝；芝麻酱加盐，再慢慢加入鸡汤研开；将凉皮、黄瓜丝、胡萝卜丝倒入研好的芝麻酱中，淋上麻油、香醋，拌匀即可。

营养秘诀：对小儿大脑发育很有益处。

香椿芽炒蛋

原料：香椿，鸡蛋，盐，油适量。

做法：将香椿入开水中烫一下，切成碎末。鸡蛋打散，放入香椿，撒少许盐，向一个方向打均匀，入热油锅中煎熟即可。

营养秘诀：香椿独特的挥发气味能使蛔虫不能附着在肠壁上而被排出体外。

奶油通心粉

原料：意大利通心粉，胡萝卜，去皮青豆仁，蘑菇，奶油，鸡蛋，牛奶，橄榄油少许。

做法：将通心粉放入热水中煮熟；将胡萝卜和蘑菇切成细丝。用橄榄油

将半个鸡蛋炒散，将胡萝卜丝、蘑菇丝、青豆仁和奶油倒入快炒后，倒入半碗鸡汤煮软，放入煮熟的通心粉、牛奶略煮一下即可。

营养秘诀：通心粉是维生素和矿物质的重要来源，含有维持神经平衡所必需的维生素，同时，还含有钙、铁、磷、镁、钾和铜。奶油的营养价值与牛奶同等，且更浓缩。

肉臊盖浇饭

原料：肉末，冬笋片，黑木耳，冬菇。

做法：冬菇温水浸软挤干水分后切细粒，留浸冬菇的水待用。将冬笋片、黑木耳、冬菇分别切成碎丁。油入锅稍热，加入肉末及配料炒匀，加入调味料及冬菇水，小火焖至汤汁浓稠，浇上稀薄的湿淀粉，再稍加热，将肉燥盖到软烂的米饭上。

营养秘诀：冬笋含有蛋白质和多种氨基酸、维生素，以及钙、磷、铁、纤维素等，能促进肠道蠕动，有助于消化，还能预防便秘。

第 十 一 章

1～2 岁：断奶后的适应期

要点提示

※1～2 岁是宝宝逐渐向成人化饮食模式转变的交替时期，此阶段继续做好三餐三点的饮食模式。

※食物的种类和稠度要不断增加。

※辅食由最初吃的粥、软饭、烂面条逐渐变成一些干饭，另外也可尝试小馄饨、饺子、馒头，薄饼等。

1. 宝宝身体发育及营养需求

（1）宝宝身体发育指标。

宝宝 1～2 岁，身体发育速度依然处于较快阶段，宝宝 1 岁 7 个月时体重正常均值为 10.69～11.24 公斤，身长正常均值为 82.2～83.46 厘米；1 岁 10 个月时，宝宝的体重正常均值为 11.3～11.69 公斤，身长正常均值为 84.26～85.56 厘米；满 2 岁的宝宝，体重正常均值已为 11.66～12.24 公斤，身长正常均值达 86.6～87.9 厘米。

（2）1～2 岁宝宝身体发育特点。

◎ 牙齿发育

1 岁 7 个月时，宝宝已经有 12～20 颗牙齿了；到 1 岁 10 个月时，出牙快的宝宝已经有 20 颗牙齿了，出牙较慢的宝宝也有 16 颗牙齿了。宝宝的咀嚼功能将日趋完善，随着咀嚼、消化能力的提高，宝宝的饮食也将进一步成人化。

◎ 语言发育

词汇量迅速增加，大约会说 50 个以上的单字或词，进入双词句阶段，如：喝水，喂猫等；能够理解简单的问题，能够听从父母的要求去做，表达能力提高，能较多地使用“不”来表达自己想法，已有初步的语法意识，对句型结构比较敏感；能说结构比较复杂的句子，会说出主、谓、宾语齐全的句子，能够用两三句短语来和大人对话，也能听懂大人更为复杂的语言指令；一些宝宝已经会说不少童谣。一般宝宝在这个年龄开始学会用“你”、“我”、“他”来表达人称，开始理解反义词。

◎ 动作发育

月龄越大的宝宝的模仿能力越强；可能会一会儿开一会儿关冰箱门，也可能把椅子推来推去，甚至跟大人一样拿着抹布擦东擦西的；喜欢自己洗手，自己穿衣服等。

◎ 感知觉与运动

认识的概括化程度不断提高，对事物的认识水平逐步提高。孩子的精细动作有所发展，握笔较稳，能模仿大人画出线条、圆圈等图形，并解释自己的画；也能玩一些简单的拼插玩具，搭积木的技巧也有所提高。

1岁7个月~1岁9个月的宝宝除了会向前走稳外，还能稳定地倒退走和侧方向走；游戏时可蹲下；跑步时可控制速度和饶开障碍物；拉着玩具倒退走；能扶着栏杆两步踏上一级的走上楼梯，大人拉着宝宝一只手，宝宝可以处于竖直的体位走下楼梯，大人仅仅是帮助宝宝平衡而不是支持；宝宝能利用椅子或凳子设法去拿够不到的东西。

◎ 记忆力

能较好地记忆形象的事物，但不善于记忆抽象事物。宝宝观察、感受过的具体形象事物在头脑中储存下来的形象叫表象，比如“楼房”、“游乐园”等都是具体的形象而不是抽象的概念。表象储存越多，越有利于宝宝掌握更多的知识，发展思维的想象力，特别是当他认识某件事物时，告诉他事物的名称，这样具体的形象与抽象的词语相联系，可提高宝宝的概括能力，促进记忆的准确性与提取信息能力的发展。

◎ 自我意识

突出表现了独立性的发展，喜欢干什么都自己来，发生闹脾气等现象。这时的孩子情绪波动比较大，既有对亲人情感依恋的心理需要，也有独立自主的个性要求，造成宝宝矛盾的心理，使宝宝看起来有些喜怒无常。

◎ 意志行动

不但有了较明确的目的，而且有了明确的根据目的而决定的行动方法。这个年龄段的宝宝听到音乐时有快乐的表情；能随着大人做简单动作；能记住自己的名字、衣服，小朋友的名字；能按照大人的吩咐办事，大人面部略带表情就知道自己做的“对”还是“不对”。

◎ 交往能力

交往的主动性提高，会向父母表达感情，表现出一事实上的友好行为，如同情受伤、悲伤的伙伴，向同伴表示关心等。更喜欢跟比自己年龄稍大的孩子玩，开始是在一旁很感兴趣地观察大孩子的游戏，想加入又不敢，总是拉着大人陪着自己和小朋友玩，慢慢地也敢跟着大孩子们跑来跑去了，但一般还不会与比自己大的孩子主动交流。

(3) 1 ~2 岁宝宝的营养需求。

1 岁 2 个月大的宝宝可能已经断了母乳，但是不能停奶，可以吃配方奶粉，每天不要少于 500 毫升。在保证奶量的供给之外，应该在宝宝的辅食上多下功夫，做到花色品种多样、色香味俱佳、营养丰富，如菜汁、菜泥、果泥、果汁、鱼泥、肉泥、虾泥、牛奶、蛋羹、豆浆等，也可以给宝宝提供菜粥、肉末粥、猪肝粥、虾泥粥等。这时候要保证每天给宝宝吃一个蛋黄，但是由于蛋白不易消化，蛋白可以适量吃一点。

这时期的宝宝，也可以煮面，宝宝一般都喜欢吃面的，但要注意一点煮的时间要长些。而饼干、烤面包干、烂粥、烂面、小云吞、小饺子等也可以适时给 1 岁大的宝宝提供。这时要保证每天一个水果，水果要选用新鲜的，软硬度要适合于这时期的宝宝食用。同时要定时给宝宝喝开水，在三餐之间可以增加一些小点心。

这时期的宝宝要格外注意钙质的补充。这时期宝宝每日大约需要 600 毫克的钙，但是虽然对钙的需求量大，由于身体各种机能还没有发育完善，消化能力较弱，所以妈妈们最好不要过多地给小宝宝服用强化制剂。

婴儿配方奶粉中含有的钙是母乳中的 2 ~4 倍，虽然由于其中的磷较高导致钙磷乘积较高以及含有较多的酪蛋白会导致钙的吸收率相对较低，但是如果宝宝没有消化道的问题，通过配方奶粉获得的钙源也是充足的。因而这时期要根据宝宝情况酌情补充钙质，切不可盲目。

2. 新妈妈喂养常识

(1) 保护好宝宝牙齿。

准备固齿器、较硬的蔬果切成条状让宝宝咬，这样可以按摩发痒的牙龈。喝完奶或吃完辅食后，要用湿的纱布帮宝宝清洁按摩。如果臼齿已长出来，就可以用指套刷或小牙刷来帮宝宝刷牙。一定要注意宝宝的口腔卫生。

（2）训练宝宝排便的方法。

要训练宝宝排便，首先要细心观察宝宝排便规律，然后让宝宝熟悉便盆，让他消除对便盆的恐惧感。当他表现很好的时候，一定要鼓励他，这样他才会更有信心用便盆排便。另外，还要经常提醒宝宝，反复强化坐便盆的重要性，让他自己意识到若将大小便排到纸尿裤或衣服上会很不舒服。

（3）防止宝宝腹泻。

宝宝患上腹泻，以夏、秋两季发病率最高，主要发病原因除了肠胃受细菌感染外，还有喂养不当，天气太热，或突然受凉。如果喂养不定时，一旦食物变化较大，宝宝的肠道可能会不适应，也会引起消化不良而导致腹泻。

3. 1~2岁宝宝喜欢吃的辅食

1~2岁宝宝出牙了，要逐渐告别母乳，饮食也要从吃辅食逐步过渡到全食了。小宝宝胃肠功能还不完善，吃得不多，就要吃得精细有营养，从简单的食材中获取一天的能量，什么好吃又有营养呢？

三色虾泥

材料：虾仁100克，豆腐50克，西蓝花50克，胡萝卜小半根。

做法：豆腐洗净，压成豆腐泥；虾仁剁成虾泥，备用；胡萝卜洗净，去皮，切末；西蓝花用开水焯过，切末。炒锅放油烧热，下入胡萝卜末煸炒。炒至半熟时放入虾泥和豆腐泥。继续煸炒至八成熟时再加入西蓝花末。续炒至熟透时加盐调味即可。

营养秘诀：虾仁能补钙健脑，豆腐益气补虚、健脾胃，西蓝花能增强抵抗力，胡萝卜则能保护眼睛，防止呼吸道感染。宝宝常吃此菜对生长发育和健康成长十分有利。

香瓜鸡盅

材料：香瓜1个，鸡胸肉50克，香菇10克，火腿1片，葱末，姜末，盐各少许。

做法：香瓜切成杯子和杯子盖形状，去子后放入碗里。鸡胸肉切丁，用热水焯过；火腿切丁，香菇切丁。将所有的材料和调料都放入香瓜内，然后上锅蒸15分钟即可。

营养秘诀：香瓜鸡盅非常适合体质虚弱的小宝宝，它具有健脾开胃以及调理滋阴调理的功效，非常适合1岁以上的小宝宝补充营养。

什锦蛋丝

材料：鸡蛋2个，青椒50克，干香菇5克，胡萝卜50克及油，盐，味素，水淀粉，麻油适量。

做法：先将鸡蛋蛋清、蛋黄分别打入2个盛器内，打散后加入少许水淀粉打匀（不可打起泡）；再分别放入涂油的方盘中，入锅隔水蒸熟（用中小火，大火会起孔变老）；冷却后取出，分别切成蛋白丝和蛋黄丝；干香菇用温水浸泡变软，青椒洗净挖去籽，胡萝卜洗净，分别切成丝；炒锅中加油，放入胡萝卜丝、香菇丝、青椒丝，煸炒至熟，放入蛋白丝和蛋黄丝，加入盐、味素，翻炒均匀，淋入麻油即成。

营养秘诀：鸡蛋富含维生素及铁，还含有人体必需组氨酸、卵磷脂、脑磷脂，它们都是大脑和神经发育不可缺少的营养素；胡萝卜、香菇中的维生素和微量元素丰富；青椒中维生素C丰富，并利于铁和锌吸收。

杂锦挂面

材料：儿童挂面适量，猪肝10克，虾肉10～20克，鸡蛋1个，菠菜适量，酱油少许。

做法：猪肝、虾肉蒸熟剁成碎末、菠菜洗净切碎。挂面煮软，捞起切段，放入锅内煮沸后，将猪肝末、虾末、碎菜放入锅内，加入鸡蛋做成鸡蛋絮，加少许酱油即成。

营养秘诀：这款美食营养又助于消化，非常适合做1岁左右宝宝的午餐。

番茄牛肉

原料：番茄，牛肉，姜，葱适量。

做法：将牛肉在淡盐水中浸泡半小时后切成1厘米见方的小块；番茄切小块。将牛肉放入电饭煲中加水炖30分钟。锅内加少许油，油热后加葱、姜爆香，放进番茄翻炒一下，倒入牛肉和汤，放盐再煮20分钟左右，至肉烂汤浓即可。

营养秘诀：补充蛋白质和维生素A。

香干肉丝

原料：软豆干，精肉，小葱，韭黄，姜丝，糖，浓湿淀粉，稀湿淀粉各 1 小勺。

做法：将精肉切成细丝，拌入少许糖和精盐，加入湿淀粉搅黏。将豆干切成细丝；小葱、韭黄切寸段。起油锅，放入姜丝爆香，放入肉丝滑散，变色，放入豆干、葱段和韭黄段，适量加盐炒熟，淋入稀薄的湿淀粉稍炒即可。

营养秘诀：补充蛋白质和钙质。

炒三丁

原料：鸡蛋，豆腐，黄瓜，淀粉少许，葱，姜适量。

做法：将鸡蛋黄放入碗内调匀，倒入抹油的盘内，上笼蒸熟，取出切成小丁。将豆腐、黄瓜切成丁。热锅入油，葱姜爆香，再放入蛋黄丁、豆腐丁、黄瓜丁、加适量水及细盐，烧透入味，水淀粉勾汁即成。

营养秘诀：补充蛋白质，可以除热、解毒。

鹌鹑炖枸杞

原料：鹌鹑，枸杞子。

做法：将鹌鹑洗净，与枸杞子一同放入炖盅内，加少许盐隔水蒸两个小时即可。

营养秘诀：鹌鹑肉细嫩，氨基酸丰富，有“动物人参”之称；枸杞子含有丰富的枸杞多糖、脂肪、蛋白质、游离氨基酸、牛磺酸、维生素，特别是类胡萝卜素含量很高。

黄瓜蜜条

原料：黄瓜，蜂蜜适量。

做法：将黄瓜切成条状，放锅内煮沸后去掉汤汁，趁热加入蜂蜜，再次煮沸即可。

营养秘诀：黄瓜清热止渴，清火解毒，含有糖类、苷类、多种氨基酸和维生素 B_1、维生素 C 及挥发油（苦味成分）等成分，营养丰富。

丝瓜木耳

原料：丝瓜，黑木耳，水淀粉适量。

做法：丝瓜刨皮切片；木耳洗净。油入锅烧热，投入丝瓜和黑木耳煸炒，将熟时放入盐，淋入稀薄的水淀粉，翻炒片刻即可。

营养秘诀：丝瓜含蛋白质、脂肪、碳水化合物、钙、磷、铁及维生素 B_1、维生素 C，还有皂甙、植物黏液、木糖胶等。

香酥腰果

原料：腰果。

做法：腰果洗净，置于微波炉中加热 1.5 分钟，晾凉后即可食用。

营养秘诀：腰果中的某些维生素和微量元素，对保护血管大有益处；经常食用腰果可以提高机体抗病能力，使宝宝体重增加，健脑益智。

琥珀桃仁

原料：核桃仁，熟芝麻，糖半碗。

做法：油入锅烧热，倒入核桃仁中火炒至白色的桃仁肉泛黄，捞出控油。去掉锅内的油，倒入 2 勺开水，放入白糖，搅至溶化，倒入核桃不断翻炒至糖浆变成焦黄，全部裹在核桃上，再撒入芝麻，翻炒片刻即成。

营养秘诀：核桃中的磷脂，对脑神经有很好保健作用。核桃油含有不饱和脂肪酸，核桃仁中含有锌、锰、铬等人体不可缺少的微量元素。

四色炒蛋

原料：鸡蛋，青椒，黑木耳，葱，姜，水淀粉适量。

做法：将鸡蛋的蛋清和蛋黄分别打在两个碗内，并分别加入少许盐搅打均匀。青椒和木耳分别切菱形块。油入锅烧热，分别煸炒蛋清和蛋黄，盛出。再起油锅，放入葱姜爆香，投入青椒和黑木耳，炒到快熟时，加入少许盐，再倒入炒好的蛋清和蛋黄，水淀粉勾芡，即可。

营养秘诀：补充热量、磷、锌、铁等矿物质和蛋白质、维生素 D、维生素 E、维生素 A、维生素 B、维生素 B_2、维生素 B_6 等。

嫩菱炒鸡丁

原料：嫩菱角，鸡胸肉，鸡蛋，红椒，姜，葱，水淀粉各适量。

做法：鸡胸肉切成丁后加入盐、鸡蛋清和水淀粉抓匀待用；嫩菱角去壳后切成丁，入开水锅中焯一下捞出；红椒切成丁。油锅稍热，入鸡胸肉滑散，加入葱、姜炒一下，再加入红椒煸炒片刻，后加入菱角翻炒，同时加入少许盐，洒上水淀粉，再翻炒片刻即可。

营养秘诀：菱角含有丰富的蛋白质、不饱和脂肪酸及多种维生素和微量元素，具有利尿止渴的功效。

清炒南瓜

原料：嫩南瓜，姜，蒜少许。

做法：嫩南瓜切片或切丝，入姜爆油锅炒熟，加入蒜末、盐翻炒片刻即可。

营养秘诀：南瓜中有一种特别的微量元素钴，具有补血的功能。

番茄炒蛋

原料：番茄，鸡蛋，葱，蒜，糖适量。

做法：番茄切块；鸡蛋打到碗里搅打均匀，油锅入鸡蛋炒散，盛出。起油锅，入番茄翻炒，加入糖，稍焖一下，再加入盐，翻炒片刻，加入鸡蛋，撒上葱、蒜末，翻炒片刻即可。

营养秘诀：补充蛋白质和胡萝卜素等。

卤猪肝

原料：猪肝，葱段，姜片适量，香料包 1 个（内有花椒、八角、丁香、小茴香、桂皮、陈皮、草果各适量）。

做法：将猪肝反复清洗后用淡盐水浸泡 30 分钟，除去激素。清水烧沸，加入葱、姜，放入猪肝煮 3 分钟，撇去浮沫，加入其他调料，小火慢煮 20 分钟，食时切片即可。

营养秘诀：补铁补血，更补维生素 A，预防夜盲症，还可预防软骨病。

第十二章

2～3岁：可以像大人一样吃饭了

要点提示

※3岁的宝宝的牙齿咀嚼能力、胃肠道消化能力日趋完善，饮食不必像以前一样要做得很碎。

※一日三餐吃饭，是宝宝获取营养的主要来源。

※为预防龋齿，要在每顿饭后给孩子喝茶水或凉开水。

※这个年龄的孩子，跑来跑去，不太吃饭，爱吃零食。

1. 宝宝身体发育及营养需求

（1）2～3岁宝宝身体发育指标。

2岁1个月大的孩子的头部发育速度开始减慢，四肢和躯干长得更长，头和身体的比例更趋向成人。到2岁3个月，宝宝的身体发育又上了一个台阶，身体长高了，体重也增加了许多，宝宝正常体重在12.1～12.68公斤之间，身长在88.45～90.69厘米之间，出牙在16～20颗之间。

2～3岁的孩子骨骼较软、弹性大、可塑性强，受压迫后容易弯曲变形。孩子坐的体位不正容易引起脊柱变形，如身体长时间侧向一侧坐则可能导致脊柱侧弯；另外，这个阶段的孩子肌肉力量和耐力仍很弱，如果孩子坐的体位不正也容易引起肌肉疲劳和损伤。

鉴于上述原因，小儿坐的时间不能太长，2～3岁孩子连续坐的时间以不超过30分钟为宜，并应保持正确的坐的姿势。正确的坐的姿势应是身体端正、腰部挺直、两腿并拢、两眼平视前方、两臂自然下垂放在腿上。可采取动、静结合的方法，让孩子坐一会儿玩一会儿，这样可消除或减轻肌肉疲劳、促进骨骼和肌肉的发育、防止胸部和脊柱畸形。

(2) 2~3岁岁宝宝的发育特点。

◎ 牙齿发育

宝宝2岁已经出齐20颗牙齿。出齐20个牙前，要坚持睡前漱口，出齐20个牙后，要学习刷牙。特别是爱吃糖的宝宝更需要注意保护牙齿，由于糖里含有的葡萄糖酸会顺着龋洞渗入牙髓，因此宝宝3岁之前不要多吃糖。

◎ 动作发育

2~3岁的宝宝，运动能力已经非常强了。由于这个时期宝宝的运动量较大，因此肌肉也结实有弹性，而且具备良好的平衡能力，并会拍球、抓球和滚球等。2~3岁的宝宝，家中的空间已经不能满足其活动范围，因此非常渴望外出，可借此机会，训练宝宝的平衡能力，如扶着宝宝，让宝宝走马路沿等。

◎ 感觉发育

2~3岁的宝宝已能分清2种以上颜色，对大小等概念也很明确。思维能力也有了很大提高，经常会触类旁通地想到其他事情，此时经常做一些联想的游戏，可以开发宝宝的想象力，锻炼宝宝思维的活跃性。

◎ 记忆

现在的孩子能完整地背一些儿歌，语言发育快的宝宝掌握的儿歌会更多。随着记忆和理解能力的增强，他能熟练地背诵简单的唐诗，还能认识“大、小、山、水”等笔画少的字，可以跟随录音机哼唱3个音阶以内的歌曲。

◎ 认知

宝宝最先认知的颜色是红色，现在已经能分清2种以上的颜色，而且对大和小的概念也非常明确，知道大人和小孩子的区别，也知道小盒子可以放在大盒子里面，能说出穿衣服、吃饭、喝水、睡觉的要求。宝宝对空间的理解力加强，搭积木时能砌3层金字塔。宝宝已经能辨认出1、2、3，分清楚内和外，前和后、长和短等概念的区别，并对圆形、方形、三角形等几何图形有了认识。许多宝宝对几角形划分还不明确，常用“三角形、圆角形、方角形”等来表达。

常用的礼貌用语宝宝已经掌握了，并且他在帮你做事以后，会要求你说“谢谢”。一些简单的英语单词如香蕉、苹果、橘子等宝宝已经能正确地发音。背诵是宝宝喜爱的学习方式，现在宝宝能熟练地背诵1~2首唐诗。

◎ 感觉与运动

随着精细动作的发展，宝宝已经可以拿起细小的物体，能搭起积木再把积木打翻，还会脱鞋、翻书页、用一只手端起杯子。大动作也有所发展，双脚立定跳远的距离可以达到15厘米，越来越大的宝宝现在能单腿做“金鸡独立”了，可以不扶任何物体，单脚站立3～5秒，能从最后一级台阶上跳下来，也能双脚同时做立定跳远。宝宝能用脚尖比较自如地在一条线上走，拐弯的时候还能保持平衡不摔倒。探险精神不分大小，这么大的孩子经常从台阶上往下跳，还对爬高特别有兴趣，能在父母的护卫下往攀登架上爬。会骑小三轮车，但是有的宝宝不太会拐弯。有时你把宝宝独自关在房间里，他能独自转动门把手拉开门跑出来。当家里吃饺子和面时，宝宝会乐意帮助你捏弄面团。

◎ 自我意识

这时的宝宝情绪已经很稳定了，但常会由于愿望不能满足而大声哭闹。有时宝宝会表现出某种具有攻击性的行为，会打、咬、指挥身边的人，还会产生强烈的逆反心理。宝宝对所有的事情都充满兴趣，什么事都想干一干，但又不可能认认真真地做完一件事，经常把家里搞得乱七八糟。宝宝现在已经能自己穿袜子和松紧裤了。宝宝现在已经有较强的自我意识，表现在对喜欢的食物或玩具的占有欲强，自己的妈妈不许抱别的小朋友等方面。

◎ 自理能力

走路已经不是问题了，能独自上下楼梯，有时还可以帮助你拎购物袋呢！能独立吃饭，控制大小便的能力也加强了，有大小便意的时候能及时叫人，有的宝宝现在还可以自己脱松紧裤，但还不能穿好裤子。月龄变大自理能力也随之加强了，能自己穿脱简单的开领衣服，并且知道一些日常用品的用途，还会自己洗手洗脸，虽然洗不干净。

◎ 感情和情绪

宝宝的变化一日千里，也许有一天你下班回家后，会突然发现宝宝能背出家里的电话号码，看着他（她）用稚嫩的童声认真地背诵，你一定会忙不迭地大加赞扬。宝宝经常反抗妈妈的话、和小朋友吵架、缠着妈妈撒娇、自我意识强、对黑暗的恐怖心理加重等，是他接触社会时的不确定感造成的。这个阶段他已经能接受简单的道理了，当你给宝宝讲清楚道理时，他开始可能会似懂非懂，但时间久了，宝宝心中就会肯定父母的道理，并以此为行为准则。

（3）2～3岁宝宝的营养需求。

到3岁时婴儿脑重已接近成人脑重的范围。2～3岁是宝宝成长很关键的一年，宝宝摄入足够的营养才能更好长身体，所以妈妈一定要保证宝宝所需营养的摄入。2～3岁宝宝每日所需的六大营养素为：

蛋白质：蛋白质是构成人体细胞和组织的基本成分，每日供给量应为35～40克，主要来源为肉、蛋、鱼、豆类及各种谷物类。

脂肪：脂肪的作用是提供热量，调节体温，保护神经及体内器官，促进维生素吸收，每日供给量应为30～40克，主要来源于动植物油、乳类、蛋黄、肉类和鱼类。

碳水化合物：碳水化合物是提供人体活动和生长发育所需热能的主要来源，每日摄入量应为140～170克。食物中的谷类、豆类、食糖、蔬菜、水果都可提供碳水化合物。

矿物质：矿物质也是每日必须供给宝宝的营养素之一，其中钙是宝宝骨骼和牙齿生长的主要原料，每日应保证供给600毫克。钙质在奶类、蛋类、鱼类、豆类及蔬菜中含量较高。

铁是人体造血的主要原料，每日应保证供给10毫克左右，主要应从动物肝脏、蛋黄、瘦肉、绿叶菜及豆类中摄取。

锌可以增进食欲，促进宝宝生长发育，在动物内脏、花生、香蕉及豆类中含量较高，每日应摄取10毫克。

碘也是宝宝生长发育必需的一种非常重要的营养素，它与宝宝智能发展和体格发育密切相关，每日应保证摄取70微克。碘在各类海产品中含量极为丰富，食用碘盐也是补碘的好办法。

维生素：维生素的作用是维持正常的生理功能和生长发育。其中最为重要的是维生素A、维生素B_1、维生素B_2、维生素C、维生素D，主要来源是蔬菜、水果、肉、蛋、豆、奶及粗粮。1～3岁宝宝维生素D的每日摄取量应为400国际单位。

水：水是人体最主要的成分之一，维持体内新陈代谢和体温调节等。这一阶段的宝宝每日每千克体重应补充水分125～150毫升。

2. 新妈妈喂养常识

宝宝不同时期有不同的生长特点，2～3岁是宝宝长身体的时候，这时候的宝宝要怎么喂养呢？

(1) 孩子主食吃什么？

粗粮正式进入宝宝的餐谱，主食100～200克，豆制品15～25克，肉、蛋

50～75 克，蔬菜 100～150 克，牛奶 250～500 克，水果适量。在三餐的基础上，可在下午给宝宝加一餐的点心。

（2）饮食如何搭配？

蔬菜若与动物性食品配菜，营养会更为全面。营养搭配合理、风味独特、色彩鲜艳，容易调动宝宝的食欲。蔬菜与鲜豆类或豆制品合烹，口味鲜美，色彩美观，能够吸引宝宝的注意力，提高宝宝的食欲。

（3）脂肪吸收标准。

脂肪摄入不能多但也不能太少，脂肪提供热量，调节体温，保护神经及器官，促进维生素吸收，每日供给 30～40 克，主要来源于动植物油、乳类、蛋黄、肉类和鱼类。

3. 2～3 岁宝宝喜欢吃的辅食

果香拼盘

原料：菠萝一个，山药，胡萝卜，芦笋，黄瓜，西蓝花，番茄适量，盐，糖等适量。

做法：将菠萝去皮，一切为二，挖空后待用。山药、胡萝卜去皮切片，芦笋、黄瓜切成条。将番茄去皮后切片，西蓝花洗净后烫熟，备用。油锅烧热后，放入山药、胡萝卜、芦笋、黄瓜翻炒，熟后调味、勾芡，倒入盘中的菠萝内，最后以西蓝花、番茄围边即可。

营养秘诀：香气四溢，营养丰富，爽滑可口，适合 3 岁的孩子食用。菠萝含有丰富的维生素 C 和矿物质；胡萝卜含有胡萝卜素，有调节新陈代谢、增强人体免疫力的作用；山药能健脾润肺；芦笋、黄瓜含有丰富的维生素 C、E 和锌等。

鱼香火腿卷

原料：青鱼中段 500 克，冬笋 100 克，火腿 100 克，番茄，西蓝花适量，葱，姜，油，盐，胡椒粉，水淀粉少许。

做法：青鱼洗净去皮，劈成片，加入盐、胡椒粉、水淀粉、姜片腌制约 30 分钟，备用；将冬笋、番茄、火腿、葱切成丝；将冬笋丝、番茄丝、火腿丝包卷在鱼片中，外用葱丝打结，上笼蒸约 5 分钟；蒸熟后取出，淋上油、芡汁；最后用西蓝花、番茄围边即可。

营养秘诀： 青鱼中的蛋白质和不饱和脂肪充足，维生素和矿物质含量丰富。

糟香三丝

原料： 荷兰豆 500 克，冬笋 100 克，香肠 100 克，油，盐，水淀粉，糖，糟卤适量。

做法： 将荷兰豆、冬笋、香肠切丝。油锅烧热后，放入三丝煸炒，加少许水、盐、糖、糟卤，烧开后用水淀粉勾芡；装盆后淋上少许熟油即可。

营养秘诀： 利用江南特有的糟熘法烹制，能让宝宝乐于接受平时不太喜欢的蔬菜。鲜嫩的荷兰豆营养成分丰富，冬笋含有丰富的矿物质，香肠的蛋白质含量丰富，荤素搭配，营养互补。

红烧鲻鱼

原料： 鲻鱼，葱，蒜，姜适量，少许酱油，糖。

做法： 鲻鱼洗净，在鱼身两侧切斜刀，均匀地抹上少许盐。起油锅，待油五成热时，放入鲻鱼煎炸，至两面呈金黄色时，放入葱、蒜、姜爆香，淋入少许酱油和糖，稍煎片刻，倒入一大碗开水，用中火炖 15 分钟左右，至汤汁浓稠即可。

营养秘诀： 鲻鱼富含蛋白质、脂肪酸、B 族维生素、维生素 E、钙、镁、硒等营养元素，宝宝吃起来肉质细嫩，味道鲜美，营养价值很高。

冬瓜荷叶汤

原料： 冬瓜，嫩荷叶。

做法： 冬瓜洗净连皮切块，荷叶剪碎煎汤，入水煮沸后去掉荷叶，加入冬瓜块和盐继续煮熟即可。

营养秘诀： 冬瓜含有丰富的蛋白质、碳水化合物、维生素以及矿质元素等很高的营养成分，荷叶有消暑利湿的功效。两者放在一起煮熟后，有助于治疗小儿暑热烦渴、惊痫等。

苦瓜豆腐瘦肉汤

原料：苦瓜，豆腐，精肉。

做法：将苦瓜洗净切块，猪肉切片用精盐、料酒拌匀稍腌。豆腐稍煎加水煮沸，水开后入苦瓜，稍煮片刻，入腌好的瘦肉片煮熟即可。

营养秘诀：苦瓜中的苦瓜甙和苦味素能增进食欲，健脾开胃。夏天很热，宝宝经常会长暑疖和痱子，苦瓜豆腐瘦肉汤能清热解暑，有辅助治疗作用。

丝瓜香菇汤

原料：丝瓜，香菇，葱，姜适量。

做法：丝瓜洗净刨皮切片，香菇泡软后切丝；葱、姜切细末。油锅稍热后将香菇炒一下，加清水煮沸后，加入丝瓜和调料煮熟即可。

营养秘诀：丝瓜含蛋白质、脂肪、碳水化合物、钙、磷、铁及维生素 B_1、维生素 C，还有皂甙、植物黏液、木糖胶等，也有助于宝宝清热解暑。

淮山鸭子汤

原料：山药，鸭子，枸杞子，干百合，姜，大葱。

做法：鸭子切块，开水烫一下，除去杂质；姜拍碎；葱切段。将鸭子放入砂锅加适量清水和姜、葱、枸杞子、百合（已泡过）、料酒一起大火煮开，转小火慢炖 1 个半小时左右。山药切块放入鸭子汤内，再慢炖 30 分钟即可。

营养秘诀：鸭肉中的脂肪酸熔点低，易于消化。所含 B 族维生素和维生素 E 较其他肉类多，有助于宝宝消除油腻，促进消化。

水果沙拉

原料：苹果粒，梨子粒，芒果粒，木瓜粒，猕猴桃粒，哈密瓜粒，黑莓或桑葚，草莓，甜味沙拉，甜味奶酪适量。

做法：所有原料一起入大碗中搅拌均匀即可。

营养秘诀：水果含有丰富的维生素 C、维生素 A 以及人体必需的各种矿物质（含量最多的是钾），大量的水分和纤维质，可促进健康、增强免疫力。

什锦炒饭

原料：软米饭，鸡蛋，胡萝卜丁，青豆，熟火腿丁，虾仁丁，熟冬笋丁，湿淀粉。

做法：虾仁丁浇入湿淀粉，加少许盐和蛋清，抓散上浆。油入锅烧热，鸡蛋打散倒入锅中，快速用筷子滑散，倒入上好浆的虾仁，翻炒一下；再倒入什锦丁翻炒，断生后倒入米饭，撒上盐，翻炒均匀即可。

营养秘诀：什锦炒饭用料多，肉类补充蛋白质、脂肪、热量等，蔬菜类补充各种微量元素等，搭配起来是一道平衡膳食的幼儿食谱。

火腿麦糊烧

原料：面粉，鸡蛋，火腿丁，虾仁丁，洋葱丁，葱末，奶酪。

做法：将面粉和鸡蛋倒入大碗中，稍微放点盐，一边加水一边搅拌均匀，加水量使面粉鸡蛋液呈浆状即可。再将各种配料丁倒入，搅拌均匀。煎锅内均匀地淋入少许油，舀入1大勺浆液，转动煎锅使浆液均匀铺满锅底，小火煎至上面变色变硬，翻面再煎，至两面焦黄即可。切成2厘米大小的菱形块即可食用。

营养秘诀：鸡蛋含丰富的优质蛋白，鸡蛋与谷类或豆类食品混合食用，能提高后两者的生物利用率，将奶类与鸡蛋共同喂养婴儿也可营养互补。

奶酪鸡蛋三明治

原料：原味面包片，鸡蛋，熟火腿，奶酪，西红柿，原味沙拉酱。

做法：平底锅小火加热，将两片面包片切去四边入锅中烤至单面焦黄，取出。锅内倒入少许油，将鸡蛋打入，煎成荷包蛋。面包片没有烤过的一面朝上，涂上少许沙拉酱，放上火腿片，再放一片横切的西红柿，放一片奶酪，放上荷包蛋，最后盖上另一片面包片。将三明治切成1.5厘米见方的块。

营养秘诀：重点补充蛋白质和钙质。

松仁玉米烙

原料：甜玉米，松仁，炼乳，鸡蛋清，生粉适量。

做法：将甜玉米粒入开水锅中焯一下，捞出控水。将玉米粒、炼乳、鸡蛋清、生粉混合搅匀；松仁过油炸至微黄。不粘煎锅中涂一层油，均匀摊上玉米粒，撒上松仁，煎至底面微黄即可。

营养秘诀：玉米的营养价值和保健作用是较高的。除了含有碳水化合物、蛋白质、脂肪、胡萝卜素外，玉米中还含有核黄素、维生素等营养物质。

什锦沙拉

原料：水煮鸡蛋，熟火腿丁，胡萝卜粒，甜豆，甜玉米粒，熟土豆粒，原味沙拉适量，橄榄油少许。

做法：将鸡蛋切成 1 厘米见方的丁，和所有原料一起入大碗中搅拌均匀即可。

营养秘诀：此菜由多种原料组成，营养丰富，富含多种维生素、矿物质和蛋白质，色美味鲜，酸甜可口，味清淡，易消化。

萝卜仔排煲

原料：仔排，黑木耳，萝卜，姜，蒜。

做法：将仔排用盐腌上 1 天，用时入开水锅中煮沸，捞出去杂质。将水烧开后，把仔排、水发洗净的黑木耳、切滚刀块的白萝卜一起放入锅里。放姜蒜，大火煮开，再小火慢慢地炖，直至肉香萝卜酥即可。

营养秘诀：仔排含有丰富的蛋白质及脂肪、碳水化合物、钙、磷、铁等成分；木耳含有维生素 K，木耳中的胶质可把残留在人体消化系统内的灰尘、杂质吸附集中起来排出体外，从而起到清胃涤肠的作用。

第十三章

0～3岁：宝宝特效功能食谱

要点提示

※宝宝断奶后，新妈妈应及时给宝宝补充微量元素。

※药补不如食补，宝宝在成长过程中的小毛病可通过食补来解决。

※如果宝宝身体不适严重的话，要及时到医院求治。

1. 宝宝补锌

锌是维持人体生命必需的微量元素之一，对小宝宝尤其重要。在宝宝生长发育、智力发育上，锌都有不可磨灭的功绩。一般来说，缺锌会导致食欲不振、生长和智力发育缓慢、免疫力低下，可能对孩子一生造成重大影响。

锌是微量元素，因此补充一定要适度，如果摄入过多也会造成中毒，引起发烧、贫血等疾病。

（1）宝宝缺锌的原因。

中国人传统膳食习惯中，菜品通常用煎、炒、烹、炸等高温手段烹制，而高温烹制的过程会导致菜品中很多营养物质流失，特别是锌的流失很大。

其次，含锌较高的食物如动物肝脏和海鲜等，并非是中国家庭常用的食物，故导致中国儿童缺锌率很高。

另外，中国儿童厌食现象普遍，通过食物达到补锌的可能性较小。其实，就儿童厌食现象而言，并非是消化问题，也不是几片消化药能解决的，其本质是儿童消化功能问题。而锌元素是味蕾和胃肠消化功能发育过程中的必需物质，能够保障和促进味蕾和肠胃消化功能的正常发育，提高儿童对食物的敏感度和肠胃的消化功能。功能发育正常了，孩子的食欲自然旺盛。

（2）缺锌吃什么？

食物含锌量最高的是动物性食物，肉类、鱼类、动物的肝脏和肾脏、蛋类和水产类，如蛤、蚌、牡蛎等，带壳的干果类如胡桃、栗子、榛子、花生米、芝麻等含量也较多。根据这种食物的含锌情况，注意在一日三餐膳食中合理搭配，选择含锌量高的食物，配制成营养平衡又色、香、味、美、形多样化的平衡膳食。

栗子粥

原料：栗子，大米。

做法：将1个栗子5个剥皮以后切碎。锅中加入水，放入栗子煮开后，再放入大米一把混合同煮，煮到熟烂，即可喂食。

适用：4个月~1岁宝宝。

蛋黄牛奶糊

原料：鸡蛋，牛奶。

做法：将1个鸡蛋放在水中煮熟（6分钟左右），取出蛋黄碾碎，用牛奶和成糕状或粥状，直接给宝宝喂食。

适用：4个月~1岁宝宝。

果仁粥

原料：大米，花生，核桃仁。

做法：大米、花生洗净剁碎，放水煮粥，煮至八成熟时放入核桃仁加点糖。（注意：花生、核桃仁尽量剁碎并煮软，以免宝宝发生呛咳。）

适用：2~3岁宝宝。

海鲜鸡蛋羹

原料：虾米，新鲜花蛤，鸡蛋。

做法：虾米切碎，黄酒浸泡10分钟。花蛤洗净，用开水烫使其打开吐沙。鸡蛋打碎加盐，加虾米和花蛤，加温水，放入葱花，大火蒸至羹状即可。

适用：2~3岁宝宝。

2. 宝宝补钾

钾是人体不可缺少的元素，其作用主要是维持神经、肌肉的正常功能，维持酸碱平衡，参与能量代谢以及维持神经肌肉的正常功能。

因此，人体一旦缺钾，不仅精力和体力下降，而且耐热能力也会降低。缺钾会让宝宝食欲不振、恶心、呕吐，严重者有肠麻痹，腹泻和肠道梗塞。缺钾轻微的宝宝，可以通过食补来克服，严重缺钾应该到医院检查。

防治低钾的关键是补钾。临床上可选用口服 10% 的氯化钾溶液，但最安全且有效的方法是多吃富钾食品，特别是多吃水果和蔬菜。

含钾丰富的水果有香蕉、草莓、柑橘、葡萄、柚子、西瓜等。菠菜、山药、毛豆、苋菜、大葱等蔬菜中含钾也比较丰富。黄豆、绿豆、蚕豆、海带、紫菜、黄鱼、鸡肉、牛奶、玉米面等也含有一定量的钾。

各种果汁，特别是橙汁，也含有丰富的钾，而且能补充水分和能量。

土豆饼

材料： 土豆 400 克，全麦面粉 1 杯，鸡蛋 2 个，婴儿有机酱油 2 茶匙，胡椒粉少许，葱花 10 克，橄榄油 1 汤匙。

做法： 将土豆去皮切成长条，放入沸水中煮熟捞出沥干水待用。将土豆条放入盆中，加入鸡蛋、酱油、葱花、胡椒粉和 1 汤匙橄榄油拌匀。加入面粉拌匀，面粉糊要可以把所有土豆条包裹住。平底锅烧热，放入少许油，倒入土豆面糊抹平，用小火将饼煎至金黄色，翻面，再煎至金黄色即可，取出切成小块即可。

适用： 10 个月 ~3 岁宝宝。

菠菜汤

材料： 菠菜 500 克，酱油 3 克，盐 2 克，姜 3 克，清汤 2500 毫升。

做法： 菠菜洗净切成段，并用沸水略煮捞出，放入凉水冲凉。油烧热，加姜末、酱油，烹出香味后，随即倒入清汤 2500 毫升、菠菜。待汤开后即成。

适用： 1 ~3 岁宝宝。

红枣山药粥

材料： 枣（干）30 克，山药 250 克，大米 100 克，白砂糖 15 克。

做法： 将红枣用沸水涨发后去核切丁，山药去皮切丁，红枣丁和山药丁都加白糖腌30分钟。将大米高火12分钟熬成粥，加入红枣丁、山药丁，用低火煮10分钟即可。

适用： 2~3岁宝宝。

鸡蛋面皮汤

原料： 鸡蛋1个，青菜30克，面粉适量。

做法： 将面粉放入盆内，加入鸡蛋液和少许水，和成面团，揉好后擀成薄片，再切成小块待用；青菜择洗干净后切末；锅上火，倒入适量水烧开，然后下入面片，煮熟烂后加入青菜末，再煮至菜软烂即可。

适用： 10个月~3岁宝宝。

虾菇油菜心

原料： 鲜香菇10克，鲜虾仁20克，油菜心3个，植物油，盐，蒜末各少许。

做法： 将鲜香菇、虾仁、油菜心分别洗净，切碎。锅内倒油，烧热后加蒜末炒出香味，依次加入香菇碎，虾仁碎、油菜心碎煸炒，炒出香味后，加一点盐调味即可。

适用： 10个月~3岁宝宝。

3. 宝宝补铁

初生婴儿在4~6个月大之前都能够从母乳中摄取到足够的铁。宝宝6个月以后，来自妈妈的铁质已经不能满足生长发育需要，宝宝容易发生缺铁性贫血。缺铁的婴儿表情严肃，很少微笑。缺铁对婴儿早期的智力发育会带来影响，尤其会影响小儿的注意力及短时记忆力。严重缺铁者会出现烦躁易怒、智商水平降低。

给婴儿补铁，可以通过改善孩子膳食，增加富含铁的食物来预防、治疗孩子缺铁性贫血的发生。

食品中含铁量最高的为黑木耳、海带、动物血液和肝脏。其次为肉类、豆类、蛋类和绿叶蔬菜，乳类中含铁量少。蛋黄中含铁量也不少，但其铁质常与含磷的有机物紧密结合，使铁的吸收率仅为3%。豆类、玉米类食物铁的吸收率可达5%~10%；而动物血、肝脏、瘦肉和鱼类不仅含铁丰富而且铁的吸收率高达11%~22%，是补充铁剂的良好食物来源。

母乳铁含量虽不多，但吸收率高达50%。因此有母乳最好还是母乳喂养。如果是人工喂养的宝宝除了及时添加辅食之外，还需要选择维生素及矿物质含量合理充足的奶粉。

猪肝瘦肉粥

原料： 鲜猪肝，瘦猪肉，大米，油适量，盐少许。

做法： 将猪肝、瘦肉洗净、剁碎，加油、盐适量拌匀。将大米洗干净，放锅中，加清水适量，煮至粥将熟时，加入拌好的猪肝、瘦肉，再煮至肉熟即可。

适用： 8个月~1岁宝宝。

四彩珍珠汤

原料： 面粉，瘦猪肉，鸡蛋，菠菜，紫菜，适量油，葱姜末，盐，酱油。

做法： 将面粉放入盆内，用筷子蘸水拌入面粉中，边加水边拌匀面粉，使之拌成小疙瘩，将猪肉剁成肉末；菠菜用开水焯一下，控去水，切成小段。热锅入油，放点葱姜末，下肉末煸炒，再放少许酱油，添入适量水烧开。再放入小面疙瘩；用勺搅拌均匀，煮片刻，然后倒入鸡蛋液，放入菠菜、紫菜及适量盐，稍煮片刻即成。

适用： 8个月~1岁宝宝。

胡萝卜肉菜卷

原料： 面粉，黄豆粉，瘦猪肉，胡萝卜，白菜，适量油，葱姜末，盐，酱油。

做法： 面粉与黄豆粉按10:1的比例掺和，加入适量水，和成面团发酵。将瘦猪肉、胡萝卜、白菜切成碎末，加入适量油、葱姜末、盐、酱油搅拌成馅。把发酵好的面团加入碱水，揉匀，擀成面片。面片抹入肉菜馅，从一边卷起，码入屉内蒸30分钟即成，吃时切成小段。

适用： 1岁~2岁宝宝。

鸡血豆腐汤

原料：鸡血，豆腐，黑木耳，瘦肉，胡萝卜，鸡蛋，适量葱花，酱油，盐，香油，水淀粉。

做法：把豆腐和鸡血切成细条，黑木耳、熟瘦肉、胡萝卜切成细丝，一起下入鲜汤中烧开，略煮片刻。加入适量酱油、盐，用水淀粉勾薄芡，然后淋入打好的鸡蛋液，加香油、葱花即成。

适用：1 岁 ~2 岁宝宝。

枣泥肝羹

原料：红枣 6 颗，猪肝 50 克，西红柿半个，油，盐适量。

做法：红枣用清水浸泡 1 小时后剥去外皮及内核，将枣肉剁碎。西红柿用开水烫过、去皮剁成泥。猪肝用搅拌机打碎，去掉筋皮。将加工好的红枣、西红柿、猪肝混合拌在一起，加调味料和适量水，上锅蒸熟即可。

适用：8 个月 ~1 岁宝宝。

烩肉丁鲜蘑

原料：熟肉 100 克，鲜蘑（红蘑或白蘑）50 克，高汤 50 克，料酒，酱油，精盐，水淀粉，油，葱，姜，香油各适量。

做法：将熟肉切丁，鲜蘑切片。锅内加油，以葱姜炝锅，放入肉丁翻炒，加高汤，再加入鲜蘑及调味料。加入淀粉勾芡。出锅装盘时淋入香油即可。

适用：8 个月 ~1 岁宝宝。

鸡肝芝麻粥

原料：鸡肝 15 克，鸡架汤 150 克，大米 100 克，酱油，熟芝麻各少许。

做法：将鸡肝放入水中煮，除去血污后再换水煮 10 分钟后捞起，放入碗内研碎；将鸡架汤放入锅内，加入研碎的鸡肝，煮成糊状；大米煮成粥后，将鸡肝糊加入，再放少许酱油和熟芝麻，搅匀即成。

适用：8 个月 ~1 岁宝宝。

什锦蛋羹

原料：鸡蛋10个，虾米25克，番茄酱（或新鲜西红柿）125克，菠菜末125克，香油3克，水淀粉15克。

做法：将鸡蛋磕入盆内，加适量盐和温开水搅匀待用。锅内加水，放在旺火上烧开，把鸡蛋盆放入笼屉内，上锅蒸15分钟，成豆腐脑状待用。炒锅内放入适量清水，水开后放入虾米末、菠菜末、番茄酱或西红柿末、适量盐，以水淀粉勾芡淋入香油即成。吃时将芡汁浇在蛋羹上。

适用：8个月～1岁宝宝。

小帖士

蛋液内要加凉开水或温水，不能加凉水。勾汁时不能放酱油，芡不要勾得太稠。

三色肝末

原料：猪肝50克，胡萝卜50克，白萝卜50克，菠菜25克，肉汤适量。

做法：将猪肝洗净切碎；胡萝卜、白萝卜洗净切碎；菠菜择洗干净，切碎待用。把切碎的猪肝、白萝卜、胡萝卜放入锅内加肉汤煮熟，最后加入菠菜，继续煮片刻即成。

适用：5个月以上宝宝。

小帖士

此菜有红、白、绿、黑等，颇为美观，营养全面。但制作过程中萝卜、猪肝下锅不要煸炒，必须加汤煮。菠菜不能下锅过早。

4. 宝宝补钙

婴幼儿正是身体长得最快的时候，骨骼和肌肉发育需要大量的钙，因而对钙的需求量非常大，如未及时补充，2岁以下尤其是1岁以内的婴儿，身体很容易缺钙。早产儿、双胞胎及经常腹泻或易患呼吸道感染的婴幼儿，身体更容易缺钙。如果婴儿体内缺钙，就会导致骨骼发育迟缓，牙齿萌出较晚等症状，所以一定要注意婴儿补钙。

（1）宝宝缺钙的症状。

烦躁不安，常常不明原因哭泣，不容易入睡，就算入睡了也容易惊醒；

出汗比较多，即使天气不是很热，也容易出汗；

头发发黄稀疏，枕部脱发圈，后脑勺常会出现脱发的情况；

比同龄孩子更晚出牙；

囟门闭合迟，肌无力；

神情呆滞、表情少，动作和语言都比同阶段的孩子落后；

前额高突，形成方颅，或常有串珠肋，各个肋骨的软骨增生连起似串珠样，常压迫肺脏，使宝宝通气不畅，容易患气管炎、肺炎；

厌食、偏食也与缺钙有关，人体钙元素摄入不足，易导致食欲不振、智力低下、免疫功能下降；

出现湿疹也与缺钙有关，常见于头顶、颜面、耳后，伴有哭闹不安，枕后及背部多流汗。

（2）补钙策略。

婴儿是特殊人群，无论是母乳喂养还是混合或人工喂养，奶类应是饮食的主体。0～5个月的婴儿每天对钙的摄取量为300毫克，只要每天饮母乳或配方奶600～800毫升，便可满足身体对钙的需要。

到了4～6月时，婴儿开始添加辅食，每天的喝奶量逐渐减少。而5～11个月的婴儿对钙的摄取量每天增至400毫克，因此，从这时起应开始补充钙剂。

1～3岁时，对钙的摄取量每天增至600毫克。可他们的饮食是从以奶类为主，逐渐过渡到以谷类为主的。调查显示，我国1～3岁婴幼儿饮食中的钙达不到需要量。因此，每天还应为宝宝补钙150～300毫克，奶及奶制品也仍是饮食中不可缺少的成分。每天最好饮奶400毫升左右，同时注意安排奶制品、骨头汤、小虾皮、鱼类等富钙食物。

早产儿及双胞胎应在出生后1～2周开始补充维生素D，正常足月儿应在出生后2～4周开始补充。6个月以下婴儿每天补充400国际单位，6个月以上婴儿每天补充400～600国际单位。

补充维生素D和钙剂应持续到2岁至2岁半。幼儿在2岁半后户外活动增加，饮食种类逐渐多样化，这时就不需要补充维生素D和钙剂了。

多晒太阳是婴幼儿补钙的重要途径。因为，引起他们缺钙的主要原因是维生素D摄取不足，使得对钙的吸收不良。而维生素D在食物中含量很少，加之婴幼儿食谱单调，所以只能从食物中摄取到很少的维生素 D。晒太阳可使人体内产生更多的维生素 D_3，促进对钙的吸收。这种补充途径最安全，不会发生维生素 D 中毒。

（3）宝宝补钙吃什么好。

◎ 牛奶

半斤牛奶，含钙 300 毫克，还含有多种氨基酸、乳酸、矿物质及维生素，促进钙的消化和吸收，而且牛奶中的钙质人体更易吸取。因此，牛奶应该作为日常补钙的主要食品。其他奶类制品如酸奶、奶酪、奶片，也都是良好的钙来源。

小帖士

1 岁以下的宝宝最好不要喝牛奶，容易引发过敏症状。

海带和虾皮

海带和虾皮是高钙海产品，每天吃上 25 克，就可以补钙 300 毫克。海带与肉类同煮或是煮熟后凉拌，都是不错的美食。虾皮中含钙量更高，25 克虾皮就含有 500 毫克的钙，所以，用虾皮做汤或做馅都是日常补钙的不错选择。

豆制品

大豆是高蛋白食物，含钙量也很高。500 克豆浆含钙 120 毫克，150 克豆腐含钙就高达 500 毫克，其他豆制品也是补钙的良品。

虾皮鸡蛋羹

原料：鸡蛋 1 个，虾皮适量。

做法：虾皮洗净、浸泡后，捞出切碎；鸡蛋去壳后，取蛋黄加适量温开水打匀。放入虾皮后，隔水小火蒸熟。

适用：12 个月以上宝宝。

小帖士

鸡蛋的营养全面、丰富，但蛋清不适合 1 岁以内的宝宝食用，所以本阶段的宝宝只取蛋黄食用。

虾皮碎菜包

原料：虾皮 5 克，小白菜 50 克，鸡蛋 1 个，自发面粉，些许调味品。

做法：用温水把虾皮洗净泡软后，切得极碎，加入打散炒熟的鸡蛋；小白菜洗净略烫一下，也切得极碎，与鸡蛋虾皮调成馅料；自发面粉和好，略醒一醒，加入馅料包成提褶小包子，上笼蒸熟即成。

适用：12个月以上宝宝。

虾皮油菜

原料：油菜30克，虾皮适量。

做法：油菜洗净后，放入沸水中焯熟，捞出剁碎。虾皮洗净稍浸泡后，捞出剁碎。油菜、虾皮放在宝宝的小碗中拌匀。

适用：12个月以上宝宝。

蛋花豆腐羹

原料：鸡蛋，南豆腐，骨汤150毫升，小葱末等。

做法：鸡蛋打散，豆腐捣碎，骨汤煮开；下入豆腐小火煮，适当进行调味，并撒入蛋花，最后点缀小葱末。

适用：6个月宝宝。

香香骨汤面

原料：猪或牛胫骨或脊骨200克，龙须面5克，青菜50克，精盐少许，米醋数滴。

做法：将骨砸碎，放入冷水中用中火熬煮，煮沸后酌加米醋，继续煮30分钟；将骨弃之，取清汤，将龙须面下入骨汤中，将洗净、切碎的青菜加入汤中煮至面熟；加盐推匀即成。

适用：1岁以上宝宝。

骨头汤菜肉粥

材料：胡萝卜，青菜，瘦肉，骨头汤，大米，葱，姜，蒜，盐少许。

做法：将胡萝卜切成细小的丁，与骨头汤，大米一起煮。瘦肉剁碎，与葱，姜，蒜同炒，加适量酱油调味。当粥八成熟时，将炒好的肉碎下锅继续煮。青菜切碎，下锅煮熟，加入少量盐即成。

适用：1~2岁宝宝。

鱼菜米糊

原料：米粉（或乳儿糕），鱼肉和青菜各15~25克，食盐少许。

做法：将米粉酌加清水浸软，搅为糊，入锅，旺火烧沸8分钟；将青菜、鱼肉洗净后，分别剁泥共入锅中，续煮至鱼肉熟透，加盐调味后即成。

适用：4个月以上的宝宝。

5. 宝宝补碘

碘与婴幼儿的智力发展是密切相关的，所以碘也被称为"智力元素"之一。从母亲肚子里有了小宝宝开始，到孩子出生后的两周岁之间，是孩子大脑发育的关键期。

此时，大脑神经的生长须依靠甲状腺激素。为了分泌出足够的甲状腺激素，就需要充足的碘，如果在此期间发生任何程度的碘营养不足，都会造成大脑发育不正常，且造成的智力低下问题是不可逆转的，一旦形成，抱憾终生。

（1）宝宝缺碘吃什么。

海产品：海洋生物的含碘量很高。含碘最高的食物为海产品，如海带、紫菜、鲜带鱼、蚶干、蛤干、干贝、淡菜、海参、海蜇、龙虾等。

陆地食物：陆地食品则以蛋、奶含碘量最高，达到40微克/千克~90微克/千克，其次为肉类，淡水鱼的含碘量低于肉类，植物的含碘量是最低的，特别是水果和蔬菜。

（2）食用方法。

每日的膳食均应使用加碘的食盐，但使用时应注意：盐罐应加盖，以免碘挥发失效。其次，不应用碘盐爆油锅，以免碘被高温破坏。最后，在给汤菜调味时，应在汤菜快熟时才加入碘盐。

（3）宝宝补碘吃什么好。

补碘可以帮助宝宝大脑正常发育，而补碘最好的途径莫过于食补了，其中，碘盐的添加就是宝宝补碘最好的方法，不过要注意的是：碘盐的存放要注意防潮和密闭，这样碘才不会从盐中流失。同时，为了避免高温导致碘的流失，妈妈在炒菜时最好在饭菜快出锅时再加入碘盐。

紫菜、海带、海鱼、海虾、贝类、奶制品等也是宝宝补碘的佳品，妈妈平时注意应给宝宝多吃此类食物。

海带排骨汤

原料：猪排骨400克，海带150克，葱段，姜片，精盐，黄酒，香油各适量。

做法：将海带浸泡后，放笼屉内蒸半小时，取出再用清水浸泡4小时，彻底泡发后，洗净控水，切成长方块。

排骨洗净，用刀顺骨切开，横剁成约4厘米的段，入沸水锅中煮一下，捞出用温水泡洗干净。

净锅内加入1000克清水，放入排骨、葱段、姜片、黄酒，用旺火烧沸，撇去浮沫，再用中火焖烧20分钟，倒入海带块，再用旺火烧沸10分钟，拣去姜片、葱段，加精盐调味，淋入香油即成。

适用：1～3岁宝宝。

紫菜豆腐羹

原料：紫菜（干）40克，豆腐300克，番茄100克，盐2克，小米面10克。

做法：紫菜先用不下油之白锅略烘，再洗干净，用清水浸开，再用沸水煮一会儿，拭干水分，剪成粗条；豆腐切成小方粒备用。番茄切成小块，烧热锅，加油约2汤匙，放下番茄略炒，加入水4/9碗，待沸后，再加入豆腐粒与紫菜条同煮。以1汤匙小米面混合半碗水，加入煮沸的紫菜汤内，加盐调味，便可关火进食。

适用：10个月以上宝宝。

黄鱼羹

原料：新鲜黄鱼500克，猪瘦精肉100克，韭菜50克，鸡蛋1个，植物油100克，适量酱油，料酒，姜末，香醋，淀粉。

做法：先将瘦猪肉切细丝，并将黄鱼去头、去尾，鱼骨剔除，留下鱼皮，一起用清水洗净后放入盘中，放少许姜末、料酒上笼蒸；蒸10分钟后，取出后理净小骨刺，切碎备用；锅烧热后放入植物油，下肉丝煸炒，加入料酒、酱油，再将鱼下锅，加汤水适量；烧滚后加入香醋、淀粉，最后加入打散的鸡蛋、韭菜、姜末，出锅即成。

适用： 10 个月以上宝宝。

紫菜河鳗卷

原料： 紫菜 1 张，河鳗 150 克，鸡蛋 2 个，适量姜末，黄酒，碘盐，淀粉，香油。

做法： 先将河鳗洗干净，用刀沿脊背剖开，剔去背骨，剥去皮，再去除筋、刺，然后用刀剁成细泥放入碗里，加上姜末、黄酒、碘盐、鸡蛋液（取 1 个鸡蛋打散）；加适量凉水用力进行搅拌；拌以淀粉、香油做成鱼泥；将另一个鸡蛋在碗里打散，加淀粉后用筷子搅拌均匀，在锅里摊成蛋皮备用；在菜板上摊开紫菜，上面覆盖一层蛋皮，再抹上一层鱼泥，然后卷拢放入笼屉中，用旺火蒸 10 分钟，取出晾凉后切成斜刀块即可食用。

适用： 10 个月以上宝宝。

紫菜蛋卷

原料： 紫菜 1 张，猪瘦肉馅 100 克，鸡蛋 2 个（取蛋液），韭菜末 25 克，植物油，葱末，姜末，水淀粉，盐，料酒，香油各适量。

做法： 将猪肉馅、盐、1 个鸡蛋的蛋液、水淀粉、料酒、香油、韭菜末、葱末、姜末搅匀至上劲，做成猪肉韭菜馅待用。

将另 1 个鸡蛋的蛋液、水淀粉、盐拌匀待用。锅烧至热而不烫，擦上少许油，将鸡蛋液摊成圆形蛋皮，平放在净案板上。

把猪肉韭菜馅抹在蛋皮上，放一张紫菜，再放一层猪肉韭菜馅抹平。将两侧向里折一个小边，再从两头向中间卷起，至中间合拢，用净纱布扎好，制成一个蛋卷，入蒸锅里隔水蒸约 30 分钟至熟透；将紫菜蛋卷切成小段入盘即可。

适用： 10 个月以上宝宝。

骨头汤炖莴笋

原料： 排骨 200 克，莴笋 150 克，盐少许。

做法： 莴笋去皮后切小块。排骨洗干净，然后剁成小块，用沸水烫去血腥味捞出。锅内放适量清水，加入排骨和莴笋，一起煮 30 分钟，最后放盐调匀就可以了。

适用：10 个月以上宝宝。

紫菜蛋花汤

原料：紫菜 10 克，鸡蛋 1 个，虾皮，香菜，精盐，葱花，香油少许。

做法：将虾皮洗净，紫菜用清水洗净，撕成小块，鸡蛋磕入碗内打散，香菜择洗干净，切成小段。将锅置火上，放水两大碗，烧沸后，淋入鸡蛋液，放入紫菜、虾皮、香菜、精盐、葱花，淋入香油即可。

适用：6 个月以上宝宝。

宝宝防便秘

很多宝宝在添加辅食后，排便变得不规律，甚至便秘。那么，如何科学添加辅食就需要新妈妈费点心思了，以下提供几款防宝宝便秘的辅食做法。

香蕉苹果泥

原料：香蕉半根，苹果半个，儿童蜂蜜适量。

做法：分别将香蕉和苹果刮成泥，然后在这两种果泥中加入少许儿童蜂蜜，放在锅上，隔水蒸 3 分钟即可。

适用：6 个月以上宝宝。

香蕉奶味粥

原料：配方奶粉 4 勺，大米烂粥 1 碗，香蕉 1 根，葡萄干 10 克。

做法：葡萄干切碎，将配方奶粉倒入煮好的大米烂粥里搅匀，香蕉捣成泥加入奶粥里，撒上葡萄干碎末即可。

适用：7 个月以上宝宝。

胡萝卜黄瓜汁

原料：黄瓜 1 根，胡萝卜 1 根。

制作：黄瓜、胡萝卜切段，在榨汁机里加入少量矿泉水，然后加入黄瓜段、胡萝卜段榨汁，加少许白糖或兑牛奶都可。给小宝宝喝时，可按 1∶1 来兑水。

适用： 6个月以上宝宝。

胡萝卜桃花粥

原料： 粳米25克，胡萝卜10克，桃花5朵。

做法： 粳米慢火煮，开锅5~8分钟后，放入胡萝卜末，至软烂黏稠，将桃花瓣撕碎加入，稍滚即可。

适用： 8个月以上宝宝。